Magen-Darm-Hund

von

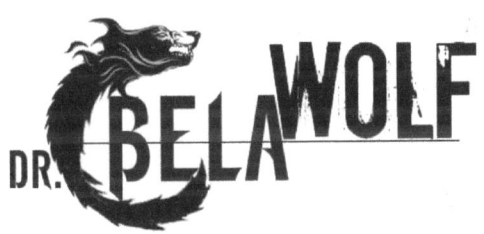

Magen-Darm-Hund

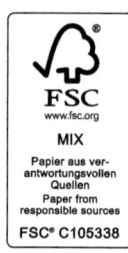

Bibliografische Information der Deutschen Nationalbibliothek: Die deutsche Nationalbibliothek verzeichnet diese Publikation in der deutschen Nationalbibliografie; detaillierte bibliografische Daten sind im Internet über http://dnb.d-nb.de abrufbar.
©2024 Bela Ferenz Wolf
Coverfoto by Bela F. Wolf
Grafik by Bela F. Wolf
Verlag: BoD · Books on Demand GmbH, In de Tarpen 42, 22848 Norderstedt
Druck: Libri Plureos GmbH, Friedensallee 273, 22763 Hamburg
ISBN: 978-3-7693-2039-8

Für Felicita Lea-Maria Skywalker,
mein schönes bezauberndes anstrengendes
innig geliebtes
Einhornmädchen
Thank you for being a friend

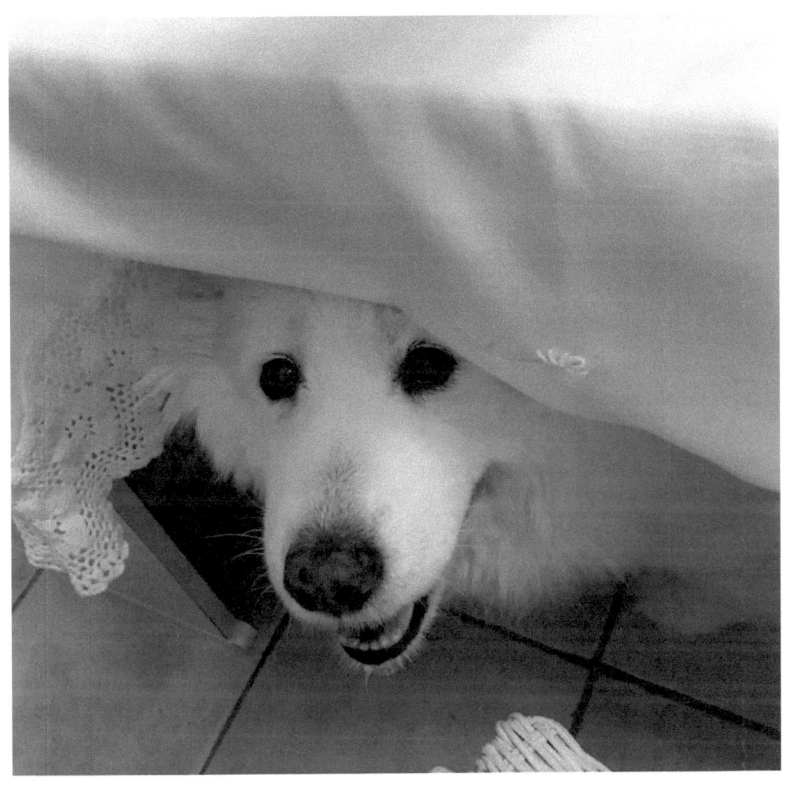

Deine Nahrungsmittel seien deine Heilmittel.

Hippokrates

Inhalt

Vorwort

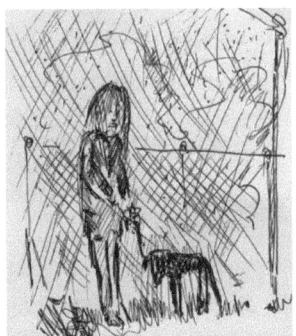

Da stand sie, die Frau.

Neben ihr stand ihr Hund und das Bild wirkte aus der Ferne seltsam verstörend, obwohl ich den Grund dafür nicht benennen konnte. Still und ergeben standen sie auf diesem kleinen Weg hinter unserer Straße. Es war schon fast finster, der Wind versuchte Bäume umzuknicken (im Wiener Becken könnte man jederzeit einen Surfplatz eröffnen!) und es schüttete in Strömen. Sie hatte keinen Regenschirm dabei, trug keinen wetterfesten Mantel und hielt die kurze Leine fest umklammert wie einen Rettungsanker im Meer. Frau und Hund waren völlig durchnässt. Als die Frau uns kommen sah, zog sie den Hund noch näher zu sich heran und führte ihn dann ganz dicht an den Zaun.

Dort blieb sie wieder stehen, ruhig, leblos, zombiehaft. Sie sah aus, als würde sie jeden Moment den Halt verlieren und umkippen. Ich sah im Geiste schon ihre Knie wegknicken, sah sie ins nasse Grün auf den Hund niedersinken, um dann im durchweichten Boden für immer im Erdreich zu verschwinden. Sie wirkte so dünn und zerbrechlich wie ihr Hund. Es war unheimlich.

Als ich ihr durch die kalte laute Regenwand beruhigend zurief, dass von meiner ohnehin immer angeleinten Samojedenhündin Felicita keine Gefahr für ihren Hund ausgehe, nickte sie ergeben.

Wir näherten uns vorsichtig und dann sah ich ihr von der
Straßenlaterne angeleuchtetes Gesicht. Sie weinte.
„Mein Hund ist sehr krank!", schrie sie mir durch die Wasser-, und
Tränenflut zu. „Giardien! Entweder überlebt er, oder wir sterben
beide." Und tatsächlich sahen beide ziemlich jenseitsnahe aus, der
völlig abgemagerte und kotverschmierte nasse Hund zitterte mit ihr
um die Wette. Die Verzweiflung hüllte beide in der Finsternis ein
wie in ein schmutziges Leichentuch.
„Das tut mir so leid für Sie!", rief ich ihr zu, weil ich nicht wusste,
was ich sonst sagen sollte. Ich kannte die Situation. Oh, wie gut ich
sie kannte! Ein Hund mit chronischem Durchfall ist genau das, wo
Außenstehende sagen: Ist ja nicht so schlimm, das wird schon
wieder!

Klar, Giardien sind kein Todesurteil, aber es ist immer eine Frage
der Tagesverfassung, der durchgemachten Therapien, die nichts
brachten außer Spesen, der falschen Diagnosen sowie der erlebten
Traumatisierungen, um zu begreifen, dass eines Tages tatsächlich
alles wieder gut wird.

Es ist nie so schlimm, wenn man nicht persönlich betroffen ist.

Wenn man nicht selbst alle fünf Minuten in der pechschwarzen
Nacht durch den Tiefschnee oder über versalzene, spiegelglatte
Wege schlittert, ist es nicht so schlimm. Wenn man jemanden hat,
der einem hilft wehrhafte Hundepfoten in enge Silikonschuhe zu
stecken, ist es nicht so schlimm. Wenn man jemandem seine Sorgen
anvertrauen kann und wenn man nicht selbst Nacht für Nacht
fiebrig, frierend und hustend mit einem kranken Vierbeiner im
Schlepptau durch die böse Finsternis wankt, ist es nicht so schlimm.
Wenn man einen Hund hat, der keine Bauchschmerzen und
Blähungen hat, nicht winselt und hechelt, speichelt und sich auf
Teppiche und Polstermöbel übergibt oder seinen Kot im Haus

verteilt, weil er es gar nicht mehr bis ins Freie schafft, ist es nicht so schlimm.

Am schlimmsten ist so eine es-ist-doch-gar-nicht-so-schlimm-Situation für den Hund selbst, denn Hunde sind sehr reinliche Tiere. (Dass sie sich gelegentlich und aus unter Hunden sicher guten Gründen in Aas wälzen, ist eine andere Geschichte.) Jeder gut geeichte Hund sucht sich sein Klosett möglichst weit weg von seinem Schlafplatz. Da das perfekte Klo immer in Nord-Süd-Richtung liegt, kann die Suche manchmal länger dauern. Vor allem bei Dauerregen, Sturm, Hagel oder extremer Hitze sucht der geliebte Vierbeiner zeitverzögert nach der passenden Stelle im dichtesten Dickicht und dreht sich und bückt sich, um dann endlich – doch lieber wieder weiterzusuchen. Hunde kacken mit Längsachse in Nord-Süd-Richtung nur, wenn das Erdmagnetfeld ruhig ist. Ist das Erdmagnetfeld an Sonnensturmtagen verzerrt, kacken Hunde kreuz und quer. Seit 2022 hatten wir jede Menge Sonnenstürme, man kann den Hunden daher wirklich keinen Vorwurf machen. Nicht mal Felicita, der Meisterin im Suchen von kilometerweit von Zuhause befindlichen Toiletten. Die weiße Lady würde niemals ihr großes Geschäft im Garten verrichten, weder im Norden noch im Süden, auch nicht, wenn ihr der Dünnpfiff schon aus den Ohren quillt. Niemals.

Das kann sehr anstrengend sein, wenn draußen Attentäter lauern und man deshalb aufgerufen wird, das Haus nicht zu verlassen oder wenn im soundsovielten Lockdown spuckende und hustende Virenträger durch die Gassen kriechen und man mehrmals tagsüber und in der Nacht lange, unerfreuliche, nervenaufreibende Spaziergänge bei jedem Gesundheitszustand und bei jeder üblen Witterung absolvieren muss.

Wie heißt es so schön? In guten wie in schlechten Zeiten! Unsere Zeiten waren ziemlich schlecht. Wenn man schon tagsüber den Zen-Meister gibt und den geliebten Vierbeiner stoisch dabei betrachten lernt, wie er an jedem Grashalm ausgiebig Rast macht, um

11

minutenlang daran zu riechen - während man selbst schon Wurzeln im Erdreich schlägt und eigentlich sehr gerne schnell geht- kann dieses Szenario nachts sogar den Stärksten immens verstören. Za-Zen bedeutet, in einer aufrechten Haltung tiefer Konzentration einfach zu sitzen. Nächtliches Zeitlupen-Gassi unter unbequemen Bedingungen ist möglicherweise die erweiterte Form des Soto-Zen, aber im echten Leben besonders unlustig, wenn man gerade noch in der Rem-Phase war. Man könnte einfach die Gartentür öffnen und der Hund hätte da ein komfortables, hauseigenes Klosett! Ganz stressfrei, völlig ungestört und für alle Beteiligten erfreulich. Aber nein. Öffnen kann man die Türe zwar, um dann alleine im Nachtgewand und mit nackten Füßen über eiskalten Beton, nackte Schnecken, das AA fremder Katzen und nasses Gras zu stolpern. Der geschätzte Hund guckt dabei interessiert von drinnen zu, aber Kacken muss weit, weit weg. Man schließt genervt die Gartentüre, während der Hund drinnen hektisch hechelt, weil er schon dringend muss. Man schlüpft in vorsorglich bereitgelegte Klamotten und beschreitet zombiehaft und mit ewig schwarzen Ringen unter den Augen den verhassten Nachtwanderweg Richtung Stammhäusel des Vierbeiners.

Das zermürbt und schadet der Freundschaft. Der eigenen Gesundheit schadet das auch, denn nichts ist so schlecht für das Immunsystem und das Herz-Kreislauf-System wie eine unzureichende oder ständig gestörte Nachtruhe. Wie eine Studie aus China zeigt, kann man versäumten Schlaf bis zu einem gewissen Grad an den nächsten Tagen nachholen. Wird aber der Schlafentzug chronisch, funktioniert das leider nicht mehr. Bei ständigem Schlafentzug ermüdet die Psyche. Wer regelmäßig wenig schläft, wird dement und ist anfälliger für Herzversagen, Vorhofflimmern und Schlaganfälle. Die Wohlfühlhormone Serotonin und Dopamin sinken, die Stresshormone Cortisol und Adrenalin steigen. Diese Werte sind nachweislich auch noch über ein Jahr nach Beendigung des Stresses zum Nachteil verändert! Ist der Betroffene auch noch mit schlechter Resilienz gesegnet folgen Verweigerung und der Zulauf zu extremen Gruppierungen. Bahn frei für teure Wunderheiler und die ganze exotisch- mittelalterliche Truppe der irren Tierkommunikatoren, Wanderhuren, Auraleser, Aromatherapeuten, Kartenleger, Kräuterhexen, Geisterheiler und unzählige andere Magnetfeld-Schwurbler, mit der sich sonst nur Hollywoods Elite umgibt, wenn es auf der Yacht zu langweilig wird.

Dann sieht man auch noch das Blut im Kot, nachdem man den frischen Haufen olfaktorisch geortet und anschließend akribisch mit der Taschenlampe des Handys von allen Seiten beleuchtet hat. Monks wie ich scheuen in solchen Momenten nicht davor zurück, ein Ästchen zur Hand zu nehmen und darin herumzustochern, um auch die Farbe im Inneren zu beurteilen. In meiner schlimmsten Zeit musste die Dame des Hauses das Ausgeschiedene des Hundes im Plastikbeutel mit nach Hause tragen, wenn sie den Hund alleine Gassi führte.

Spätestens wenn die Augen das Blut sehen, macht das Gehirn einen Rückwärtssalto und schaltet in den Offline-Modus, die Nacht wird zur Hölle. Man denkt nicht mehr über die fiese Freundschaft nach, man verzweifelt. Vielleicht nicht gleich, aber spätestens nach ein paar Monaten mit einem schubweise kranken Hund. Das ganze Leben dreht sich nur noch um den Stuhlgang des Hundes, was so weit geht, dass man Verabredungen gar nicht mehr eingeht, weil man nie wissen kann, wie die Nacht wird, aber stattdessen den sich langsam wieder zur Wurst formenden Haufen ablichtet (zur Not mit Blitzlicht!) und freudig erregt auf Facebook postet. So groß können Freude und Erleichterung sein, dass man sich über nichts so sehr entzückt wie über endlich wieder wohlgeformtes Kacki.

Einen langfristig magen-darmkranken Hund zu haben macht Menschen unglücklicher als gedacht.

Unglücklich sein passt aber leider nicht gut in unsere Regenbogenglitzergendergesellschaft und wird noch viel weniger oft laut ausgesprochen. Höchstens sehr leise denken darf man, dass man nicht so wirklich mutmaßlich glücklich ist mit den üblen Umständen! Die Worte unglücklich oder unzufrieden sein tunlichst vermeidend, geht man stattdessen in die berühmte Achtsamkeit und schiebt alles Unangenehme auf sein gemobbtes inneres Kind oder dessen Vorfahren der zweiten oder dritten Altvorderen-Generation. Selbst katastrophale Lebensumstände werden heute dauerlächelnd als „Herausforderung" definiert. Zudem sind Menschen sehr gut darin, sich an neue Situationen anzupassen, auch an unschöne und ungewollte. Sie machen Zehnjahres-Pläne, obwohl nicht mal das Erleben des nächsten Tages gewiss ist. Dadurch schätzen sie ihre aktuelle Lebenssituation oft falsch ein. Auf einer Glücklichkeitsskala von eins bis zehn würden sich die meisten bei sieben bis acht einordnen, wobei tatsächlich glücklich nur zwanzig bis fünfundzwanzig Prozent sind. Wie definiert man Glück?

Für mich bedeutet Glück einen gesunden, entspannten Hund zu haben. Hässlich kann er sein wie die Nacht finster, meinetwegen ein wenig doof und bissig wie die Hölle. Aber gesund muss er sein, sonst ist meine Harmonie und Lebensfreude dahin. Auf meiner Glücklichkeitsskala von eins bis zehn müsste ich für die letzten fünf Jahre mit einem dauersiechen Hund die Zahl eins eintragen, weil es Minus eins nicht gibt. Ich war nicht glücklich, im Gegenteil. Unsere nicht ganz so schlimmen Tage habe ich mir krampfhaft schöngeredet, unsere richtig üblen, durchwachten Nächte habe ich mit starrem Durchhalten verbracht. Das führte dazu, dass sich meine Muskeln und Faszien verspannten und steif wurden. Der Rücken tat weh, ich wurde missmutig und aggressiv, die Lebensfreude, die Kreativität und jegliche Kontaktfreudigkeit versiegten. Die Haut runzelte, ich sah um Jahre älter aus und das Bauchfett nahm zu, während meine Menschenliebe abnahm. Ich konnte nicht mehr schreiben, wurde vergesslich und folgte einem sehr komplexen Zeitplan, der nur auf den Hund ausgerichtet war. Zudem war ich ständig unterirdisch müde. Zuerst verschwanden meine Bedürfnisse, dann verschwand ich selbst. Ich war sehr, sehr verzweifelt, ließ es mir aber nicht anmerken. Vielleicht auch deshalb, weil man von mir als Tierarzt immer erwartet, dass ich alles im Griff habe. In Wahrheit habe ich absolut nichts im Griff, wenn es um die eigene Brut geht. Meistens geht es einen winzigen Schritt vorwärts und zehn Riesenschritte zurück. Das darf auch so sein, denn Chirurgen schneiden ja auch nicht den eigenen Kindern den Blinddarm heraus. Man muss es aber akzeptieren können und genau das konnte ich sehr lange nicht. Ich verurteilte mich, ich verdammte mich, ich haderte mit dem Schicksal, ich hasste meinen ungeliebten Beruf und mein ganzes Leben. Es gab Zeiten, da wollte ich alles hinwerfen, die Haustüre zuknallen und auf Nimmerwiedersehen verschwinden. Heute weiß ich es besser. Let it go! Hör auf, immer derjenige zu sein, der sich bemüht. Entspann dich einfach und lass das Schiff sinken. Gib, was du geben kannst, aber verlier dich nicht völlig.

Menschen reden sich richtig beschissene Umstände gerne schön, weil man es von ihnen erwartet und weil es die anderen auch so machen. Sie bilden sich ein, glücklich zu sein und dass sie etwas oder jemand glücklich macht, obwohl das gar nicht der Fall ist.

Wie unglücklich bist Du, wenn Dein Hund krank ist auf einer Skala von eins bis zehn? Trage hier die Zahl ein. Nur Mut! Es ist dein Buch!

Deine Zahl lautet:

Was du tun kannst, um Deinen kranken Hund wieder gesund zu machen und dich gleichzeitig ein wenig aufzurichten, erfährst Du auf den folgenden Seiten. Du findest Krankmacher-Tools und

Gesundmacher-Tools für den Verdauungstrakt. Ich verkaufe dir kein Buch, ich verkaufe dir das, was du tun kannst mit einem Buch.

Dieses Buch ersetzt keinen Tierarztbesuch, es soll dich bei der Heilung deines Hundes unterstützen, nachdem eine Diagnose gestellt wurde. Es soll auf keinen Fall zum Herumdoktern anregen!

Nimm Dir Zeit. Lies alles in Ruhe durch, bevor du es umsetzt. Verinnerliche alle Ratschläge und probiere sie vorsichtig aus. Nicht alles muss für deinen Hund passen, aber vieles wird dir und ihm helfen. Meine Worte sollen Dir in einer Krise weiterhelfen, sollen Dir und Deinem Hund aus dieser Krise heraushelfen. Einiges wird sich wiederholen, weil Wiederholungen nicht so schnell vergessen werden.

Bedenke bitte, dass Krankheiten, die bereits Wochen, Monate oder gar Jahre dauerten, nicht über Nacht verschwinden.

Magen-Darm braucht viel Zeit und die richtigen Gesundmacher-Tools. Die Krankheit verlangt von dir Geduld und Wissen, Ausdauer und Fleiß.

Nun leg los! Alles wird gut. Und wenn es nicht gut wird, wird es wenigstens besser.

Sei nicht zu stolz, um Hilfe anzunehmen.

Erstens nicht schaden,
zweitens vorsichtig sein und
drittens heilen

Erkrankungen der Verdauungsorgane stehen im tierärztlichen
Praxisalltag an erster Stelle, gefolgt von Erkrankungen des
Bewegungsapparates. Über achtzig Prozent der vorgestellten
vierbeinigen Patienten haben ein Problem mit der Verdauung!
Das war nicht immer so. Magengeschwüre gab es früher nur bei
Pferden, diesen stolzen Tieren, die heute mehr denn je drangsaliert,
schikaniert und gepeinigt werden. Nun sind die Magengeschwüre
längst auch beim Hund angekommen. Die Erkrankung des
Verdauungstrakts hängt eng mit dem Bewegungsapparat
zusammen. Ganz offensichtlich läuft da zwischen den
Haltungsbedingungen, der Wahl des richtigen Futters und dem
vierbeinigen Endverbraucher etwas gewaltig schief.

Allein die heutige Erziehung des Hundes ist dazu geeignet die
Vorreiterrolle bei der Entstehung von Magengeschwüren zu
übernehmen. Diesen Stress, den Hundehalter durch veraltetes
Dominanzgehabe, jähzornige gnadenlose Brutalität, eine falsche
Erwartungshaltung, völligen Empathiemangel und tierschutzwidrige
Abrichtemassnahmen ihren Schützlingen bereiten, kann man später
auf dem Röntgenbild des Hundemagens oder in dessen Bauch-
Ultraschall sehen. Mehr als genug Menschen glauben
selbsternannten Hundetrainern, auch wenn diese aus der deutschen
Klamaukkiste oder dem mexikanisch-amerikanischen
Gassigehverband entstiegen sind. Man macht nach was diese Gurus
predigen, selbst wenn es so unfassbar brutal ist, dass sich dem
Durchschnittsempathen bereits beim Zusehen die Augenlider

einrollen. Das neue Jahrtausend mit all seinen technischen Finessen und dem medizinischen Fortschritt ist für die meisten Hunde in Wahrheit eine einzige Katastrophe. Es bedeutet eher Rückschritt statt Fortschritt, denn zusätzlich zur meist völlig unpassenden, vielfach sogar lebensgefährlichen Ernährung und zur totalen Unwissenheit vieler Hundehalter darüber, was das Säugetier Hund zum Leben und Glücklichsein braucht, scheint es auch vielen geschätzten Kolleginnen und Kollegen nicht wichtig, verzweifelte Patientenbesitzer ausführlich über die Therapie des Magen-Darm-Trakts aufzuklären. Einen Patientenbesitzer mit einer Buscopan®-Tablette (der Wirkstoff **Butylscopolamin wirkt krampflösend auf die glatte Muskulatur),** einer Antibiotikaspritze oder einer Kortisongabe abzuspeisen, geht meiner Meinung nach gar nicht. Dennoch ist das in vielen Tierarztpraxen üblich. Schnell muss es gehen, Umsatz muss es bringen. Aber auch der Besitzer ist meistens nicht an einer Ursachenforschung interessiert, daher wird fast immer nur symptomatisch therapiert. Es werden keine Fragen nach der Ernährung und den Lebensumständen gestellt und auch nicht über die notwendige Nachsorge aufgeklärt. Es sieht so aus, als wäre der Hund nach der Einmalspritze mit dem oft nicht genannten Wirkstoff gesund und alles wäre wieder gut. Die Rechnung wurde bezahlt und der Patient für eine zweite Spritze wiederbestellt. Und eine dritte. Oder einen neuen Spezialfuttersack. Oder eine Palette Spezialfutterdosen. Oder beides. Nach dem mehrmaligen Wechsel des Antibiotikums, des behandelnden Tierarztes und einer völlig zerstörten Darmflora, einer nachhaltig gereizten Bauchspeicheldrüse oder dem Entstehen von Morbus Cushing (**das Cushing Syndrom ist durch Symptome charakterisiert, die durch chronisch erhöhte Werte von Cortisol oder ähnlichen Cortikosteroiden hervorgerufen werden)** ist oft nicht einmal eine Wiederherstellung der Darmflora oder die Gabe eines Magenschutzes angedacht.

Zeit ist Geld, und das Geld floss ja schon. Der Nächste, bitte! Vergessen ist der Hippokratische Grundsatz erstens nicht zu schaden, zweitens vorsichtig zu sein und drittens zu heilen. Man vertraut darauf, dass die Natur es schon wieder richten wird. Oder eine andere Tierklinik. Oder sonst wer. Das tut die Natur dann in den meisten Fällen ja auch, falls der Tierarzt oder der mutmaßliche Tierheiler nicht noch zusätzlich irreparable Schäden angerichtet haben.

Medicus curat, natura sanat; der Arzt behandelt, die Natur heilt: dieser Ausspruch des griechischen Arztes Hippokrates von Kos erscheint aktueller als je zuvor.

Zusätzlich zu all der vorbildlichen Unwilligkeit der Kollegen fällt unangenehm auf, dass seit der Covid-Pandemie fast überall nur noch nach Terminvereinbarung und maximal zwei Stunden am Tag praktiziert wird. Die Praxen sind meist nur noch an drei, vielleicht vier Tagen pro Woche geöffnet, eine Behandlung kostet ein kleines bis großes Vermögen und Hausbesuche will sowieso keiner mehr machen. Freitag, Samstag, Sonntag und an den Feiertagen müssen sich Hundehalter an eine unpersönliche, völlig überteuerte Tierklinik wenden, wo erst recht keiner Zeit oder Lust hat, sich dem unbekannten Menschen und seinem kranken, ebenfalls unbekannten und vielleicht schwierigen Tier länger als nötig, aber dafür so teuer wie möglich zu widmen.

Das macht betroffen und erklärt, weshalb so viele Scharlatane und Gaukler den Markt überschwemmen können. Dieser krankmachende Irrsinn der heutigen Hundeszene ist nur möglich, weil immer mehr Hundehalter mit ihren Tierärzten unzufrieden sind und ihnen nicht mehr vertrauen. Dass immer mehr Hundebesitzer selbst eine gefährliche „Google"-Diagnose erstellen oder tagelang und länger abwarten, ob es nicht von selber besser wird, als den

19

Veterinär ihres Vertrauens aufzusuchen, ist keine Seltenheit. Und weil die von der Hundemafia produzierten oder von dubiosen Vereinen importierten Schützlinge alle sterbenskrank sind, die Tierarztkosten in utopische Höhen katapultierten und die Menschheit immer leichtgläubiger, dafür aber umso dümmer wurde müssen heutzutage so viele Hunde leiden.

Leiden müssen Hunde auch, wenn sie Durchfall haben. Auch wenn Durchfall kein typischer Notfall ist, für den Hundehalter ist es immer einer! In Wahrheit ist es auch für den Hund einer. Du hast vielleicht auf diversen Homepages diverser Tierärzte gelesen, was genau ein Notfall ist.

Definitiv ist die Magendrehung einer. In diesem Fall wendest du dich am besten an eine Tierklinik, die du bereits beim Einzug deines Hundes ausgesucht und deren Notfallnummer du im Telefonspeicher abgelegt hast. Denn im Notfall danach zu suchen, ist zu spät. Du solltest auch den Anfahrtsweg zur Klinik kennen und ihn zu Übungszwecken gefahren sein. Kannst du dort problemlos parken? Oder nimmst du im Fall des Falles besser ein Taxi? Welche Taxigesellschaft nimmt kranke Tiere auch zuverlässig mit?

Die Magendrehung ist ein Notfall, der in wirklich kompetente Hände gehört, weil jede Minute zählt. So etwas kann kein Tierarzt alleine operieren. Auch deiner nicht.

Bei einer Magendrehung hat sich der Magen um seine eigene Achse gedreht und damit den Mageneingang und den Magenausgang versperrt. Dadurch wird die Blutzufuhr unterbrochen, Nerven abgeklemmt, der Magen gast wie ein Luftballon auf, der Kreislauf bricht *minutenschnell* zusammen, das Gewebe vor und hinter der Absperrung stirbt ab. Ohne Operation stirbt der Hund und zwar blitzschnell.

Folgende Symptome sind charakteristisch für eine Magendrehung:

Der Bauch ist stark aufgebläht
Der Hund ist sehr unruhig und läuft panisch hin und her
Der Hund kann nicht fressen und versucht vergeblich, zu erbrechen
Der Hund kann keinen Kot absetzen
Wird nicht sofort chirurgisch eingegriffen, wird der Hund schnell apathisch und stirbt.

Den Notfällen sind auch offene Knochenbrüche, ein Darm- oder Vaginalprolaps, eine Blasenruptur, ein länger dauernder epileptischer Anfall oder eine blutende Augenverletzung zuzuordnen. Durchfall und Erbrechen stehen eigentlich nicht darauf, obwohl sowohl Durchfall als auch Erbrechen dorthin gehören.

Wenn dünnflüssiger Kot in kleinen Mengen aus dem Hinterteil deines Hundes rinnt, kann es sich um einen Darmverschluss handeln. Ja, du hast richtig gelesen.

Nicht immer ist der Darm komplett verschlossen, manchmal kann ein wenig des angestauten dünnflüssigen Kots noch an der Sperre vorbei. Das sieht dann wie harmloser Durchfall aus, aber plötzlich geht es dem Hund immer schlechter.

Diese Situation ist genau wie die Magendrehung ein echter Notfall, vor allem, wenn der Hund vorher wochenlang symptomatisch mit Antibiotika behandelt wurde („Ist ja nur Durchfall!") und von einer Minute auf die andere in akuter Lebensgefahr schwebt. Die einzige kleine offene Stelle im Darm geht zu und plötzlich geht gar nichts mehr. Der verschlossene Darm wird minutenschnell nekrotisch und stirbt ab. Es folgt die Sepsis (Blutvergiftung). Ohne Operation und dreifach Antibiose (die Gabe von drei verschiedenen Antibiotika gleichzeitig) steht der Tod ins Haus.

21

Folgende Symptome sind charakteristisch für einen Darmverschluss:

Der Hund hat Bauchschmerzen, auch bei Berührung
Die Bauchdecke ist hart und gespannt
Der Hund ist schwach und der Allgemeinzustand schlecht
Die Schleimhäute sind rot oder grau (statt rosarot)
Das Herz rast
Der Hund hat Fieber oder Untertemperatur
Die Atmung ist schnell und flach
Der Hund frisst Gras, verweigert aber die Nahrungsaufnahme
Der Hund will Kot absetzen, aber es kommt keiner
Statt dem Kot kommt Blut oder blutiger Schleim
Der Hund nimmt oft die „Gebetsstellung" ein (liegt vorne und steht mit den Hinterpfoten)
Wasser wird sofort wieder erbrochen
Achtung! Das Erbrechen von Wasser ist bereits ein Anzeichen für einen Darmverschluss, bevor es noch zu Problemen mit dem Kotabsatz kommt!

Ist bekannt, dass der Hund einen Fremdkörper verschluckt hat (Stein, Kastanie, Fellohren, Plastikspielzeug, Füllstoff vom Spielzeug, Kauknochen, Knochen etc.) und sich nach dem Trinken sofort übergeben muss, obwohl er noch Kot absetzen kann, ist das ein sehr ernstes Warnsignal. Der Hund übergibt sich nach dem Wassertrinken, weil sich der Darmverschluss sehr nahe beim Magenausgang befindet und in diesem Fall der Darm zunächst noch arbeitet, bis alles hinter dem Magen ausgeschieden wurde. Die neue Nahrung aus dem Magen kommt aber nicht mehr durch. Ebenso kann noch kurzfristig dünner Durchfallkot den Darmverschluss passieren, bevor der Durchgang plötzlich ganz versperrt wird, der Darm mangels Durchblutung abstirbt und der Hund plötzlich tot im Zimmer liegt.

Durchfall und Erbrechen sollten daher niemals auf die leichte Schulter genommen werden. Es ist fahrlässig, einen besorgten Hundehalter mit einer Spritze und ohne Erklärung abzuspeisen, denn seine Sorge ist berechtigt.

Deine Sorge ist berechtigt! Niemand kann ahnen, wie sehr du dich wirklich sorgst, so sorgst, dass es dich krank macht. Nicht gleich vielleicht, aber später.

Ich möchte dir nun gerne helfen, dein Sorgenpaket etwas leichter zu machen.

Was ist deine größte Sorge? Schreib sie hier auf, wenn du magst:

Bevor du jemanden heilst, frage ihn, ob er bereit ist, aufzugeben, was krank macht

Liebe Leserin, werter Leser, du, genau du, stehst an erster Stelle in diesem Buch. Ich verstehe deinen Unmut Tierärzten gegenüber, denn ich selbst traue auch schon lange keinem Kollegen mehr. Keinem einzigen! Wenn ich das als Wolf unter Wölfen sage, ist das mehr als traurig, aber dennoch ist es so. Werte haben sich gewandelt, die Ethik ist oft der Gier und dem Profit gewichen. Wenn ich doch mal vertrauen muss, forsche ich vorher mindestens dreimal nach, bevor ich gutgemeinte Ratschläge von geschätzten Kolleginnen und Kollegen an meinem Hund umsetze, nur weil eine Therapie gerade modern ist.

Darum solltest auch du zuerst deiner inneren Stimme, deinem Bauchgefühl vertrauen, denn der Bauch hat fast immer recht. Du bist der Mensch, der seinen Hund gut genug kennt, um zu sehen, was ihm fehlt, seit wann ihm etwas fehlt, wie es dazu kam, und wie es sich entwickelt.

Was hat wann wie begonnen und wie ist der Verlauf?
Nachdem der Hund nicht sagen kann, wo es wehtut, bist du seine Stimme.
Du behütest sein Leben, du sorgst für ihn und du verabreichst ihm nicht nur Futter, sondern auch Medizin.
Du bist also der alles entscheidende Faktor für die Erkennung und Heilung deines besten Freundes.
Bist du bereit, die Dinge zu verändern?
Hast du dich ausreichend an der richtigen Stelle informiert?
Eine zweite Meinung, nötigenfalls eine dritte eingeholt?
Es ist wichtig, dass du alles aufschreibst, gute wie schlechte Dinge.

Denn du bist wichtiger, als du denkst. Ohne dich und deine Bereitschaft zur Veränderung wird dein Hund nicht gesund. Wenn es dir nicht gut geht, geht es auch deinem Hund schlecht.

Hunde spüren sofort, wie es uns geht. Auch wenn wir so tun, als wäre alles in bester Ordnung! Unsere Hunde wissen, wenn mit uns etwas nicht stimmt. Unsere Hunde erfühlen uns und sie spüren auch Dinge im Inneren, die wir gut vor anderen Menschen, ja sogar vor uns selbst verstecken. Sie sind Seismografen unserer tiefsten Gefühle. Leiden wir mit dem Hund mit (und welcher Hundehalter, der sein Tier aufrichtig liebt, würde nicht mit ihm mitleiden!), spürt der Hund mit seinem untrüglichen Radar, dass etwas mit uns nicht in Ordnung ist.

Liegt es an ihm? Hat er etwas falsch gemacht? Und weil er unser Spiegel ist, entstehen beim Hund genau die Krankheiten, mit denen wir uns gerade quälen. Ein Teufelskreis.

Forschende des Exzellenzclusters Kollektives Verhalten bei Menschen und Tieren an der Universität Konstanz bewiesen, dass physiologische Zustände wie Stress sich auf andere Individuen übertragen lassen: von Mensch zu Mensch, Tier zu Tier sowie zwischen Menschen und Tieren. Wer mehrere Wochen, Monate, Jahre einen chronisch magen-darmkranken Hund gepäppelt, gepflegt, bekocht, betreut hat, dem schlägt sich der Stress sprichwörtlich selbst auf den Magen und bleibt dort gerne liegen wie der berühmte Stein.
Hund und Mensch spiegeln sich, vergiss das nicht. Deshalb musst du besonders gut auf dich achtgeben, sofort innehalten und dich kurz ausruhen, wenn es dir zu viel wird. Ich weiß, was du jetzt denkst.

Das kann ich nicht! Das darf ich nicht! Das geht gerade nicht! Später vielleicht!

25

Nur ich kann für den Hund so gut sorgen!

Ich bin alles, was er hat!

Das alles ist richtig und wahr, aber wenn zu lange andauernder Stress dich krank und zerbrechlich macht, dann hat dein Hund niemanden mehr. Wenn du jemanden retten willst, musst du zuerst dich selbst retten. Du kannst es dir also nicht erlauben, ständig 100 Prozent zu geben. Geh mal vom Gas. Wie lange du unangenehme Situationen ertragen kannst und welche Umstände dich besonders belasten, hängt von deiner Resilienz ab.

Kleiner Wolf war ein Krieger vor dem Herrn, der alles und jeden terminieren wollte. Nach seinem Tod dachte ich, nichts könne mich mehr erschüttern. Ich hatte vergessen, dass Hochmut immer vor dem Fall kommt. Felicita zog ein, das todkranke Bündel Fell und Knochen. Mit ihr bekam ich auf dem Silbertablett präsentiert, was mich wirklich stresst. Es war keinesfalls die körperliche Zähmung eines Höllenhundes. Im Nachhinein betrachtet war das ein Kinderspiel. Es war und ist und wird es immer sein: die Krankheit eines Freundes. Ich kann körperliche Belastungen auf Dauer aushalten, mit Krankheiten und Psychokram kann ich aber langfristig überhaupt nicht umgehen. (Wenn ich ganz ehrlich bin, nicht mal kurzfristig!) Deshalb wurde ich wohl Tierarzt und deshalb hängte ich den Beruf auch wieder an den Nagel. Krankheiten und Pflegefälle machen mich mürbe, traurig, verzweifelt, erschöpft, nehmen mir die Luft zum Atmen, ersticken jegliche Kreativität in mir. Es fühlt sich an, als wäre ich mit Ketten ans Haus gefesselt, und immer, wenn ich einen kleinen Schritt vorwärts Richtung Türe wage, zieht die Krankheit oder der Patient mich an einer eisernen Kette zurück ins finstere Verlies. Das heißt nicht, dass ich die mir anvertrauten Kranken nicht liebe! Im Gegenteil, ich liebe sie zu sehr und gebe daher 150 Prozent statt der ohnehin auf Dauer ziemlich ungesunden 100.

Wenn es dir auch so geht, brauchst du zwischendurch unbedingt eine kleine Auszeit vom kranken Hund. Sonst wirst du verzweifeln. Dann wirst du wütend. Und irgendwann kommen ganz sicher auch Groll und Ohnmacht dazu, die dir ins Ohr flüstern, dass du gerade dein ganzes Leben ruinierst. Dann wirst du dich noch mehr hassen. Dafür, dass du diese Gefühle spürst.

Bist du dir gleichgültig geworden? Deine Unzufriedenheit wird geschürt durch das Feuer der Verzweiflung und durch deinen pausenlosen Einsatz. Niemand hält so etwas über Monate und Jahre aus, außer es handelt sich um Märtyrer. Die sind aber vorzugsweise im Alten Testament zu finden.

Gesteh dir all die fiesen Gedanken ein in diesen seltenen Momenten, wo du deinen Hund gerne an die Wand nageln möchtest, weil dir alles zu viel wird und weil du eigentlich nur eines willst: Weg aus deinem Haus, diesem Erdteil, dieser Situation. Hinauf auf ein schnelles Schiff und Segel setzen nach Weitweitweg! Du siehst vor deinem geistigen Auge endlose, weiße Sandstrände und einen eisgekühlten Cuba Libre, den du genüsslich trinkst. Junge, braungebrannte Mädchen in knappen Bikinis laufen ohne Rücksicht auf ihre Frisur ins türkisblaue Meer. Elegante Wellenreiter ziehen an deinen Augen vorüber und dann und wann eine Möwe. Eine Zigarette oder zwei, ein bequemer Liegestuhl, ein gutes Buch, die Füße im warmen Sand, eine Hand, die deinen Rücken eincremt und nur diese eine Frage, ob du dich für gegrillten Fisch oder gegrilltes Fleisch entscheiden sollst. Sonnenbrillen und schicke schweigsame Barkeeper, Frank Sinatra aus dem Lautsprecher, der Geruch nach Kokosnussöl, das entspannte Geschwätz der Wasservögel, die rauschende Brandung und ein hellblauer Schirm, der sich schützend vor die Sonne stellt, nur für dich. Weg von dort, wo alles über dir zusammenschwappt, du deine Ehe oder Beziehung ruinierst, deine Gesundheit sowieso, und deinen Beruf an den Nagel hängst - des

Hundes wegen. Weil der Hund immer vorgeht! Und weil du immer der Letzte bist in der Geschichte.

Es ist die Liebe, die dich so garstig denken und heftig fühlen lässt. Weil du dich nicht schnell zufriedengibst, alles gibst, alles richtig machen willst. Weil es dein innigster Wunsch ist, deinen Hund gesund und glücklich zu sehen. Und weil du genau das nicht hinbekommst, so sehr und so lange du dich auch schon anstrengst, während alle anderen einen gesunden Hund haben. Alle, die gar nicht viel dafür tun müssen und gar nichts dafür aufgeben, keinen Deut von sich selbst hergeben müssen. Scheinbar wirklich alle, nur du nicht! Und die jammern dann vielleicht auch noch, dass ihr Hund so eine Arbeit macht und schwer erziehbar ist, wenn er gelegentlich einmal einfach nur bellt. Ist das nicht ungerecht?

Klar ist es das. Es ist ungerecht. Es ist die ungerechteste Sache der ganzen Welt. Was kannst du tun? Nichts! Let it go. Nimm es hin, nimm es an. Wehre dich nicht mehr. Nutze lieber jede Auszeit. Jede noch so kleine! Nimm dir Zeit für dich, so wie jetzt, wo du dieses Buch liest.

Denn es kommt nicht von ungefähr, dass einem „etwas auf den Magen schlägt". Du willst keinen Reizmagen bekommen. Du willst sicher auch kein Magengeschwür bekommen. Du willst gesund bleiben, denn dein Hund braucht dich. Er braucht niemanden so sehr wie dich. Und du brauchst niemanden so sehr wie ihn.

Du darfst alles denken, du darfst alles fühlen, die ganze Verzweiflung, den Schmerz, die Qual, die Verlorenheit, den Hass, die Angst und die Hoffnungslosigkeit dieser Situation.

Lass alles zu, nimm es zur Kenntnis, schreib es auf, schau ganz genau hin, gib ihm Raum. Was ist das Schlimmste, das passieren kann? Was machen die Gefühle mit dir, der Hass, der Zorn, das schlechte

Gewissen? Die Müdigkeit, die Hilflosigkeit, die konzentrierte monotone Arbeit, die Pflicht, die schwer wie ein Zentnersack scheinbar ganz alleine auf deinen Schultern lastet? Wo tut das weh?

Fühle alles, erkenne alles, lass alles zu.
Weine, tobe, wüte, heule wie ein Wolf und schreie. Schlag um dich. Zittere wie ein furchtsames Tier. Schüttle dich und summe vor dich hin, denn summen beruhigt den Nervus vagus. Atme langsam aus. Dann schick die Gefühle weg.

Die Zeiten werden wieder besser, ich verspreche es dir, solange du nur genau hinschaust, erkennst, annimmst und weiter dein Bestes gibst. Solange du dich selbst wie deinen besten Freund behandelst und nicht wie deinen ärgsten Feind. Das muss man üben, wenn man sich sehr lange vernachlässigt hat. Denn dass du in deinem Rahmen dein Bestes gibst, davon gehe ich aus. Du liebst deinen Hund, viel mehr als dich selbst oder irgend jemand anderen. Und genau das ist dein Problem.

Wenn man jemanden mehr liebt als sich selbst, verliert man sich. Das geht zuerst schleichend, man merkt es oft gar nicht. Bei Suchtkranken nennt man das Co-Abhängigkeit, bei Angehörigen an Depressionen Erkrankter heißt es Co-Depression. Unsere Hunde sind uns genauso lieb und teuer wie unsere menschlichen Familienangehörigen, warum sollten wir nicht auch bei Hunden in eine Art Co-Krankheit geraten? Ist der Hund sehr lange sehr krank, wird er möglicherweise depressiv. Hunde können genauso trauern, genauso leiden wie Menschen. Sie können sich selbst aufgeben, sie wollen nicht mehr essen, trinken, spielen, hinausgehen und ziehen sich immer mehr zurück. Das alles sind Anzeichen einer Depression. Du kannst Co-Depressiv werden, wenn dein Hund sich nach langer, schwerer Krankheit einfach aufgibt. Ihr könnt beide nicht mehr, steckt fest. Du hast keine Ahnung, wie es weitergehen soll. Plötzlich bist du ein Schatten, ist da überall nur Finsternis, deine Schultern hängen, dein Rücken wird gebeugt, dein Nacken steif. Du verharrst bewegungslos, erwartest den nächsten Schlag. Du kauerst verspannt in deiner gebückten Haltung, bist dein schlimmster Albtraum, kannst es dir selbst nicht mehr recht machen, vergisst Namen und Dinge. Du zweifelst an dir und der Welt, lebst in der Vergangenheit. Ist das nicht unfair, diese Situation, die du dir so niemals vorgestellt hast? Hast du das verdient? Du trauerst um deine Freiheit, dein Wohlbefinden, deine seelische und körperliche Gesundheit und um die deines Hundes. Du kränkelst, hast an nichts mehr Freude, dein Schatten wird immer länger. Bald ist rundherum nur noch finstere Nacht. Und du siehst den Wald vor lauter Bäumen nicht mehr, während alle anderen sagen „Das ist doch nicht so schlimm! Es ist doch nur ein Hund! Gib das Vieh einfach weg!" Du bist müde, unendlich müde vom Leben. Müde von der monotonen Arbeit, müde von den winzigen Vorwärtsschritten, die du kaum mehr wahrnimmst, obwohl sie doch da sind.

Viele geben dir Ratschläge, aber keiner führt zum Erfolg. Du gibst viel Geld aus. Du investierst deine gesamte Lebenszeit. Es fühlt sich an, als wärst du in einem Hamsterrad gefangen. Ohne Ausweg. Futterschüsseln füllen, Wasserschüsseln spülen. Tabletten eingeben, Kotze wegwischen. Spazieren gehen und das Klo suchen. Schlaflose Nächte, eine nach der anderen. Morgengrauen und anstrengende Tage. Schüsseln füllen, Tabletten eingeben, Hund zum Fressen animieren, Hund zum Trinken motivieren. Immer und immer wieder. Müde und erschöpft, das ist alles, was du noch bist. Du sehnst dich nach einer Höhle mit einem weichen Kissen und heilsamer Stille ringsumher. Aber du machst trotzdem weiter, ohne Pause. Du weinst und schreist lautlos, aber niemand sieht dir an, wie schlecht es dir wirklich geht. Du bist vielleicht ständig mies gelaunt und mürrisch, aber niemand fragt nach dem Warum.

Was treibt dich noch an?

Es ist die Liebe. Sieh genau hin. Wer so liebt wie du, darf auch mal hassen. Trag deine Liebe wie einen Mantel, der dich wärmt. Auch der längste Winter geht irgendwann vorbei. Die Sonne kommt wieder. Der Frühling kommt wieder. Bis dahin gönnst du dir ganz kurze Entspannungspausen und suchst den Punkt in deinem Leben, wo du dich einst verloren hast. Winter ist die Zeit der Ruhe, der Atempause. Halte ruhig und warte. Nichts währt ewig. Wo und wann war das, als du dich völlig aufgegeben hast, machtlos und hilflos wurdest? Es gibt diesen Punkt und du musst ihn finden. Nur du kannst ihn finden. Wenn du ihn gefunden hast, wird es weh tun. Dann kannst du deinen Notfall-Punkt drücken.

Öffne deine Hand. Der Druckpunkt liegt genau in der Mitte deiner Handinnenfläche.
Drücke mit dem Daumen der anderen Hand auf diesen Punkt, und stütze dabei mit den Fingern den Handrücken.
Bist du gestresst, wird die Druckausübung weh tun.
Halte den Druck zehn Sekunden lang.
Dann wechsle die Hand und drücke auf den Notfall-Punkt der anderen Hand.
Durch Drücken auf diesen Punkt soll eine schnelle Entspannung möglich sein. Mache das so lange, bis der Schmerz deutlich nachlässt.

Alternativ kannst du auch in eine Tüte atmen. Dadurch reichert sich Kohlenstoffdioxid in deinem Blut an und der PH-Wert normalisiert sich wieder.
Ganz zum Schluss, wenn du dich immer noch alleine und verloren fühlst, kein Baum in der Nähe ist, den du umarmen könntest und keine Schulter da zum Anlehnen, dann nimm meine.

Lehn dich an mich an.
Ich weiß genau, wie du dich gerade fühlst, denn mir ging es ebenso.

Lehn dich an.

Atme ein, atme tief und sehr langsam aus und dann wieder ein.

Warte, bis du dich wieder besser fühlst und ruhiger atmest.

Konzentriere dich ganz auf deine Atmung.

Kennst du die 4-7-8 Atemtechnik?

Atme durch die Nase ein und zähle dabei bis 4.

Halte die Luft an und zähle bis 7.

Dann atme tief durch den Mund aus und zähle bis 8.

Schon lässt die Panik nach.

Alles wird gut.

Arthrose, Bewegungsapparat und Darm

Es fing gerade wieder zu schneien an. Es schneite diesen Winter bereits seit Wochen und ich hasse Schnee. Ich hasse ihn, weil beim kleinsten Flockenfall, der auch nur ansatzweise den Boden berührt, die Pflugflotte der Wiener Magistratsabteilung 48 ausrückt, um die Wege der Stadt Wien gründlich einzusalzen. Darüber streuen sie noch eine dicke Schicht ballenaufschneidenden, lungenverpestenden Schotter. So gründlich, dass freundliche, immergrüne Gräser für immer sterben, akkurat geschnittene Büsche auf der Stelle dahinwelken, Autoböden rosten und der jedes Jahr erneuerungsbedürftige taubengraue Beton noch lange weiß ist, selbst wenn die letzte Flocke schon sehr lange zuvor mit ihren kalten schmutzigen Schwestern über die Regenbogenbrücke schwamm. Das nennt man dann Arbeitsplatzbeschaffung. Einfach im Frühling die Straßen aufreißen und dann giftigen Teer drüberpflastern! Das Salz muss verbraten werden bis zum letzten Gramm, selbst wenn schon die Osterglocken nach Rom geflogen sind.

Ich muss dann Felicitas arthrosegeplagte Pfötchen in enge Latexschuhe zwängen, um ihre empfindlichen Ballen zu schützen. Natürlich habe ich ihre Schuhe vorher ausreichend gedehnt und gepudert, aber dennoch sind sie ziemlich eng (sonst würden sie nicht halten) und beim Herunterziehen und Darüberstülpen reißt und zerrt es am Gelenk, so gut kann man das Bein gar nicht fixieren. Sie mag die Schuhe nicht, hat sie aber drei Jahre lang brav ertragen und sie konnte auch wirklich gut damit gehen. Im vierten Jahr verweigerte sie die Schuhe, man kann es ihr nicht verdenken. Sie geht dann einfach weg, damit ich sie nicht sehen kann. Mein kleiner Engel würde niemals knurren oder schnappen, dazu ist sie viel zu herzallerliebst und höflich. Sie geht hinter ihr gelbes Sofa, legt sich hin und hofft, dass ihr alter Herr mitsamt den Schuhen verschwindet. Ich muss ihr die Schuhe trotzdem über die Pfoten zwängen, obwohl ich weiß, dass ihr das wehtut und das tut mir dann mindestens genauso weh, wenn nicht sogar mehr. Ich kann sie nicht einfach ins Auto laden und mit ihr in salzfreie Gefilde fahren, wie ich es mit Kleinem Wolf tat. Felicita fährt nicht mit dem Auto mit, lieber stirbt sie. Auto ist nach diversen traumatischen Transporten, die sie vor unserer Zeit über sich ergehen lassen musste, Todesangst für sie. Also fahren wir nicht mit dem verdammten Auto. Tragen kann ich sie auch nicht und mit dem Bollerwagen will sie ebenfalls nicht fahren, was bei dieser Schneewetterlage ohnehin so gut wie unmöglich wäre.

Ich starrte aus dem Fenster und sah dem Schneeregen zu, der langsam und unaufhaltsam in dicke Flocken überging. Das elende Weiß würde nach den letzten paar gnädigen salz- und schneefreien Tagen sicher wieder liegen bleiben, und ich konnte rein gar nichts dagegen tun. Seit zehn Jahren waren in Wien keine zehn Zentimeter mehr liegen geblieben und ausgerechnet jetzt, als mein Mädchen über zwölf Jahre alt war und ihre müden Knochen überhaupt nicht mehr belastbar, musste der verdammte Schnee in dieser Dimension bereits im November, diesem tristen Todessehnsuchtsmonat, wochenlang dauerhaft graubraune Haufen und eisige Betonwände bilden. Schwarzer scharfkantiger Riesenschotter gesellte sich dazu, der einen bis ins Wohnzimmer verfolgte. Dauerfrost legte die zugeschneite Stadt immer wieder lahm, auf Facebook wurden fröhliche Bilder schneefressender Hunde gepostet und die Pflüge fuhren nicht mehr bis in unsere kleine Seitengasse. Ich hatte keine Schneeschaufel (alle ausverkauft!) und versuchte mit einem alten Besen eine kleine freie Schneise Richtung Wäldchen freizulegen, was nicht besonders gut gelang. Der Schnee war hart, schwer und blitzschnell tiefgefroren, blieb bockig wie ein Esel liegen und meine Bandscheiben wollten auch nicht mehr so wie ich. In dieser freigelegten schmalen schneefreien Spur führte ich Felicita mittels

34

Kokosnuss-Bananen-Keksverlockung wie der Rattenfänger von Hameln ganz langsam in das kleine Wäldchen gegenüber, wo sie natürlich im hohen, gefrorenen Weiss kein Klo fand. Meine Strassenhündin hat gehobene Ansprüche, was den Stuhlgang betrifft, sie braucht ein Wiesenklosett oder wenigstens ein paar herbstliche Blätter. Sie sprang und schlitterte verzweifelt auf der Suche nach einem geeigneten WC durch den hohen Schnee, plättete mühsam das ekelige Weiß, rutschte dabei aus und brach immer wieder ein. In dieser Nacht ging es ihr so schlecht wie nie zuvor.

Schnee, Schneeregen und Kälte machen Arthrosepatienten das Leben zur Hölle. Unaufgewärmtes Springen mit kaputten Gelenken und eine kleine, still vor sich hin köchelnde Arthrose erwacht und brennt plötzlich lichterloh. Das akute Brennen dauert zwischen sechs und acht Wochen oder länger, zumindest aber so lange, bis sich das Wetter und der Zustand wieder beruhigen und die Schmerzmittel wirken. In dieser Zeit schwellen die Gelenke an, werden heiß und rotblau und verursachen schon bei der leisesten Berührung und der kleinesten Bewegung furchtbare Schmerzen. Da der Patient dann zu absoluter Schonstarre neigt, wird der Prozess noch schlimmer, weil sich auch zugehörige Muskeln und Fascien verspannen und verhärten. Ein Teufelskreis, aus dem es ohne Schmerztherapie kaum einen Ausweg gibt. Schmerzmittel bereiten aber einem vorgeschädigten Magen-Darm-Trakt keine große Freude.

Genervt sah ich den dicken Flocken beim Fallen und Liegenbleiben zu und merkte, wie sich meine Herzfrequenz erhöhte. Ich rege mich leicht auf. Mein Puls, der auch im stand bye -Modus immer um die 90 liegt, fängt dann an zu rasen. Als ich da so schwermütig in die düstere Nachmittagsdämmerung starrte und mich über Dinge erregte, die ich nicht ändern konnte (ich wäre Gott selbst, könnte ich den Schneefall nach Bedarf stoppen, und bei Zeus, ich würde es sofort tun!), fiel mir eine kleine Begebenheit aus meiner Jugend ein. Damals bewarb ich mich bei einer großen Firma, ich wollte den Job unbedingt, weil er sehr gut bezahlt und ich wie immer in Geldnöten war. Draußen lag ebenfalls Schnee und ich kam viel zu spät zum Vorstellungsgespräch, weil die Straßenbahn wetterbedingt nicht mehr regelmäßig fuhr. In den 80-er Jahren schneite es gerne und oft und in den 70-er Jahren waren weiße Weihnachten in Wien nichts Besonderes. Die öffentlichen Verkehrsmittel fielen regelmäßig durch das Schneechaos aus. Während des Vorstellungsgesprächs sagte der Chef dieses Unternehmens nachdenklich zu mir: „Herr Wolf, Sie junger, schöner Mann, Sie stehen sich selbst so sehr im Weg, das ist wirklich jammerschade. Überdenken Sie doch bitte Ihre Einstellung nochmal und kommen Sie in drei Tagen wieder. Bis dahin vergesse ich, dass Sie hier waren, wir führen dieses Gespräch nochmal und Sie bekommen vielleicht den Job." Ich hatte wirklich keine Ahnung, worauf er hinauswollte, aber ich, damals wie heute mit dem Ego eines Wasserbüffels ausgestattet, dachte gar nicht daran, darüber nachzudenken. Ich wollte diesen Job nur des Geldes wegen, um mein langes ungeliebtes Studium damit zu finanzieren und der Mann und sein Vorschlag gingen mir am Allerwertesten vorbei. Ich meldete mich nie wieder bei ihm und fand schnell einen anderen, ebenfalls gut bezahlten Job.

Nun fiel mir diese Szene wieder ein (es ist wohl eine Sache des zunehmenden Alters, dass man plötzlich diese Jugend-Flashbacks hat) und ich dachte darüber nach. Stehe ich mir manchmal wirklich selber im Weg? Ich bin kompliziert, ich bin stur und ich bin immer überaus zielstrebig im Einsatz für eine Sache, die mir wirklich wichtig ist, und zwar bis zur Selbstzerstörung. Habe ich mich geistig festgebissen, lasse ich nicht mehr locker. Es geht mir wie dem Pitbull, ich könnte nicht mehr loslassen, selbst wenn ich wollte. Was übrigens auch nie das Fall ist! Ich will weitermachen, mich durchbeissen, kann niemals aufgeben. Ich bin dabei immer lösungsorientiert, gehe aber auch zielstrebig auf jeden Abgrund zu, selbst wenn es weh tut. Ich sehe oft schwarz, obwohl ich lieber weiss sehen würde. Gnadenlos bin ich mir selbst gegenüber. Ich bin unfreundlich, Intolerant und niemals besonders großzügig zu mir, unzufrieden mit dem, was ich geschafft habe und ich werte mich bei jeder Gelegenheit ab. Ich würde niemals mein Wissen lobpreisen oder mich als menschenfreundlich bezeichnen. Zu allem Überdruss bin ich ein totaler Kontrollfreak, der die absolute Macht über sämtliche Kleinigkeiten, die man ändern kann, haben will. Und ich hätte sie auch gerne über Dinge, die ich nicht ändern kann. Krankheiten neigen im Allgemeinen dazu, sich nicht sofort meinem Willen unterzuordnen. Dies anzunehmen fällt mir besonders schwer. Schief hängende Bilder machen mich nervös.

Kontrollsüchtig werden große Menschen oft, wenn sie als ganz kleine Menschen bereits bei der Geburt die Kontrolle abgeben mussten. Wurde das Baby mit Glocke oder Zange geholt, erfährt es die Geburt nicht nur als sehr traumatisch und schmerzhaft, sondern auch als totale Aggression gegen sein winziges Selbst. Die Schädelknochen sind butterweich, die Fontanellen offen. Wahrscheinlich fühlt sich für das gerade noch wohlbehütete Neugeborene dieses Zupacken und Saugen mit einem Unterdruck von ungefähr $0,8 kg/cm^2$ an, als wolle man ihm den Kopf zerquetschen, um es dann durch eine enge Röhre zu zerren und zu töten. Ich musste Glocke und Zange an meinem Kindskopf erfahren, was dazu führte, dass ich zwei Jahre lang ein Schreibaby war und es bis heute nicht mag, wenn mich jemand am Kopf anfasst. Die Erklärung für Schreibabys mit Geburtstrauma ist einfach: unsere größte Ur-Angst ist es, im Schlaf angegriffen und getötet zu werden. Dafür sorgt das Reptiliengehirn in unserem Kopf und dieses bestimmt nun mal, dass man bei Ängsten aller Art wach zu bleiben hat, um zu fliehen.

Im Schlaf herrscht totaler Kontrollverlust und daher findet ein ängstliches Säugetier keinen Schlaf.

Schlaf ist furchterregend, weil man ihn genauso wenig kontrollieren kann wie Krankheiten oder das Wetter. Deshalb sind so viele Menschen und Hunde schlaflos. Gleiches gilt auch für Kaiserschnittgeburten, die mehr denn je boomen. Das Kind wird plötzlich und ohne Vorwarnung aus seiner sicheren warmen Blase herausgerissen und ganz ehrlich, wer würde da nicht panisch reagieren? In meinem Geburtsjahrgang hat man die traumatisierten Neugeborenen gleich nach der Geburt von der Mutter weggetragen und die bekam ihr Kind erst sehr viel später und auch nur kurz zu sehen. Undenkbar wäre das heute.

Gute Erfahrungen hat man in diesen Bereichen der schlaflosen Angst mit Akupressur gemacht. Auch ich drücke oft den „Notfallpunkt", wenn ich mich hilflos oder machtlos fühle. Gerne verrate ich dir hier die 5 Punkte-Akupressur-Sequenz gegen Angst von Dr. Pierre Delatte!

Es handelt sich dabei um fünf Punkte, die man mit Zeigefinger oder Daumen möglichst schnell hintereinander drückt (bis es fast weh tut). Diesen Vorgang wiederholt man dreimal hintereinander. Schon nach dem ersten Durchgang lässt die Panik nach.

1. Punkt: Drücke mit dem Zeigefinger deinen rechten kleinen Zeh am äußeren Nagelbett
2. Punkt: Drücke mit dem Daumen die Fußsohle deines rechten Fußes (neben dem Ballen)
3. Punkt: Drücke mit dem Zeigefinger in die Mitte deines Brustbeins
4. Punkt: Drücke mit dem Zeigefinger auf die Oberseite deines linken Handgelenks genau dort, wo die Uhr aufliegt
5. Punkt: Drücke mit dem Daumen deinen linken großen Zeh am äußeren Nagelbett

Menschen, die sich mutmaßlich nicht selbst im Weg stehen, würden im Winter vielleicht aus dem Fenster schauen, den liegenbleibenden Schnee wahrnehmen und gar nicht weiter darüber nachdenken. Sie würden sich umdrehen, vielleicht heißen Kakao mit Zimt trinken und die Wetterlage (und jede andere auch) hinnehmen, wie sie gerade kommt. Sie haben natürlich völlig Recht, denn der Schnee fällt und bleibt auch ohne jemandes Einverständnis liegen, ob man es nun gut oder schlecht findet. Andere Menschen nehmen Dinge locker. Sie verbeißen sich nicht, sie streifen sich nicht quer, sie schwimmen mit dem Strom. Das macht das Leben einfach. Ich bin nicht so. Ich stehe mir tatsächlich selber im Weg.

Das führt mit der Zeit dazu, dass sich Depression und Verbissenheit eingeladen fühlen, Platz zu nehmen. Man wird gebrechlich, wenn man sich zu lange mit etwas abmüht, das man nicht ändern kann. Man wird auch gebrechlich, wenn man nur mit alten kranken Lebewesen zusammen ist und jeder Kontakt nach draußen fehlt. Hirnleistung und Kreativität lassen rapide nach und man steht und geht irgendwann gebeugt wie ein Hundertjähriger. Muskeln verspannen sich, Gelenke versteifen, man erstarrt in seiner Selbstzerfleischung, aber man bleibt hartnäckig dran, an was auch immer man meint dran bleiben zu müssen und man lässt sich durch nichts und niemandem davon abbringen. Dadurch wird man mürbe, vergesslich, müde, schusselig und verhärmt. Man fängt an, sich selbst zu hassen. (Und selbstverständlich hasst man auch alle anderen Menschen, weil sie einen nicht verstehen und weil sie Hilfe annehmen können.)

In genau so einer Situation des rebellisch-hartnäckigen Dranbleibens befand ich mich seit über fünf Jahren und nicht erst seit es zu schneien begann.

Ich war völlig fixiert darauf, Felicita, meine geliebte neue alte Hündin wieder gesund zu machen. Vorher war ich acht Jahre lang drauf fixiert, Kleinen Wolf vor der bösen Welt zu beschützen. Das klingt logisch, bin ich doch Tierarzt und wer, wenn nicht ich könnte das besser. Seit fünf Jahren hielt ich mein Mädchen, das eher ein kleines zartes Einhorn als ein rüstiger Samojede ist, am Leben und ich mühe mich wirklich jede einzelne Stunde meines Lebens damit ab, mein Bestes zu geben.

Ich bringe Felicita sicher durch die finstere, schlaflose Nacht, indem ich ein Nachtlicht für sie anlasse. Hunde mit Schmerzen und Demenz fühlen sich besser, wenn sie ihre Umwelt sehen können.
Ich bringe Felicita sicher durch jeden Tag, der bei uns gegen drei oder vier Uhr morgens beginnt. Ich bin bei Gott kein Morgenmensch und nichts brauche ich mehr als zehn Stunden Schlaf. Ich mache es trotzdem, weil ich sie liebe, mehr als alles andere auf dieser Welt. Sicher liebe ich sie sehr viel ängstlicher und intensiver als die vorhergegangenen Bubenhunde. Das Mädchen hat mich von der ersten Sekunde an weich gemacht und ich wurde vom grimmigen bösen Wolf zum besorgten Helikopterwolf, denn was man liebt, das schützt man und man will es um jeden Preis gesund und heil haben, vor allem wenn es so zart und zerbrechlich ist und geschlagen und misshandelt wurde.

Und damit fängt das Unheil schon an. Liebt man jemanden zu sehr, ist man bereit, alles zu opfern. Das ist schön und wichtig und richtig, aber es führt dazu, dass man sich mit der Zeit verliert. (Und auch alle Freunde, Verwandte und Bekannte, die einem lieb und teuer waren, weil die nämlich kein Verständnis für diese Art der archaisch-toxischen Selbstaufgabe haben) Man kann eine geraume Zeit lang durchhalten und diesen unschönen Zustand der Selbstvernachlässigung aushalten, vielleicht Wochen und auch Monate, aber nicht Jahre. Irgendwann kommt der Punkt, an dem man nicht mehr kann und wo jede Kleinigkeit das Fass zum Überlaufen bringt. Der Körper wehrt sich. Man wird krank. Der Geist ist grenzenlos müde ist von den vielen schlaflosen Nächten, in denen man mühelos herrlichen, erholsamen Schlaf gefunden hätte, wäre da nicht der Hund, der seit dem Einzug nachtaktiv wie eine Eule ist, oder sich gegen zwei Uhr morgens auf den teuren Teppich übergibt, wenn man am wenigsten damit rechnet. Da ist auch noch das Gedankenkarussell, das sich nach dem leisesten Hecheln sofort dreht (Was wäre, wenn?) und das Lauschen in die Schwärze der einsamen Nacht, ob der Hund noch atmet und lebt, wenn er zufällig einmal tatsächlich ruhig schläft.

Gräme dich nicht, wenn es dir so geht. Du bist nicht alleine. Es gibt Millionen Menschen da draußen, Millionen flackernde Irrlichter in der Nacht, denen es vor Sorge ebenso geht. Wir sind nicht alleine.

Während ich dieses Kapitel über die Arthrose beim Hund korrigierte, schneite es draußen erneut und der eisige Nordwind pfiff mit über 100km/h über die Dächer von Wien und verteilte den frisch gefallenen Schnee in der Gegend. Meine Augen entzündeten sich, meine Nebenhöhlen eiterten vor sich hin, Felicita schüttelte ihre vom nasskalten Sturm schmerzenden Ohren und ihre Sinusitis frischte auf. Machtlos! Der Schnee macht mich machtlos und selbst wenn ich ihn dominieren und kontrollieren könnte, bliebe immer noch die widerliche Kälte und Feuchtigkeit. Meine Stimmung ist im Winter auf dem Tiefpunkt, oft sehe ich kein Licht am Ende des Tunnels in diesen langen schwarzen grausamen Nächten und den eiskalten Tagen. Ich wäre der geborene Winterschläfer. Einfach rein ins warme Bett und Augen zu, bis der Frühling durchs Fenster lacht. Dabei mochte ich ihn früher so gerne. Damals, als Weihnachten noch das schönste Fest der Welt war und die Oma den Christbaum mit Lametta und echten Kerzen geschmückt hat, habe ich den Schnee geliebt. Die Zuckerl und die Schweizer Schokoladeplättchen

auf dem duftenden Tannenbaum waren in feines weißes Papier gewickelt und die zarten Schokoladefiguren schimmerten in hauchdünner Stanniolfolie. Was für ein großartiges Fest! Alle am Leben, die Familie intakt, tausend Geschenke und immer gutes selbstgekochtes Essen auf dem Tisch. Schifahren direkt vor dem Küchenfenster über den Hügel am Spielplatz, der mir wie ein Berg vorkam. Ein roter Anorak mit weiß besetzter Kapuze, die Wollhandschuhe immer nass und die Backen rot. Durch die ledernen Winterstiefel ging es nach fünf Schritten feucht durch, aber es war wunderschön. Und jetzt? Wer hat mein Weihnachten gestohlen? Der Tod, es war der Tod.
Der einzige, den ich noch mehr fürchte als Krankheiten.

"Wehe, wenn du noch ein einziges Mal das Wort Schnee sagst!", fauchte die Herrin grimmig in meine Richtung, weil ich ihr seit Wochen täglich stundenlang den Wetterbericht vorbetete. Schneefall war meine einzige, große Sorge. Silvester war die große Sorge davor, aber hier geht es um den Schnee und um Kontrollverlust! Kontrollverlust mit schlimmen Folgen für geliebte Angehörige ist furchtbar und raubt einem den Schlaf. Da war dieser nicht enden wollende Winter und ich kontrollierte weiter stündlich den Wetterbericht mitsamt dem splittenden Polarwirbel und diversen Hochs- und Tiefs über Grönland und anderswo. Und schließlich, unabdingbar, unaufhaltsam und allen Wetterpropheten und Klimaklebern zum Trotz, die auf einen der mildesten Winter seit Aufzeichnungsbeginn pochten, war er nach ein paar schneefreien milden trügerischen Wochen wieder da, dieser Tag, den ich fürchtete wie der Teufel das Weihwasser. Ich hielt meine Nase aus dem Fenster und prüfte die Windrichtung. Eindeutig roch es erneut nach Schnee, da konnte mir kein Wetterguru was vormachen.
Keine Stunde später fiel er und blieb wieder liegen.
Er, so weiß und kalt und gehässig.
Ich, so machtlos und hilflos und ich durfte es nicht mal mehr sagen.

"Sag das Wort nicht mehr!", sagte die Herrin genervt. "Na, ist die Welt schon untergegangen im Schnee?"

Sie hat leicht reden.

Sie ist nicht ich.

Die Feli und ich, wir sind das Team. Daher muss ich kontrollieren und vorsorgen und den Wettergott besänftigen und reichlich beruhigende Schokolade essen.

Die Kälte ist unser Feind.

Je kälter es draußen ist, desto mehr sondert der Magen Säure ab. Je tiefer die Temperatur sinkt, desto eher kommt es zu schmerzhaften Koliken im Magen-Darm-Trakt, die krampfhaften Kontraktionen nehmen zu. Herrscht draußen Dauerfrost, steigt die Anzahl der Patienten mit Magenschmerzen, Übelkeit, Blähungen, Bauchschmerzen und Durchfall an.

Der Schnee entzündet Hundemandeln, verkühlt Nasen, Blasen und Bäuche, fördert Gastritis, erzeugt Durchfall und bricht morsche und auch nicht morsche Knochen. Michael Schumacher hat er aus dem prallen Leben geworfen und in ein unaussprechliches Vegetativum geschleuderter, das man seinem ärgsten Feind nicht wünscht. Wegen ein bisserl Wintersport! Wenn das nicht böse genug ist, weiß ich auch nicht. Wenn die weiße Masse nicht gerade Knochen bersten lässt und winzige Menschen unter tonnenschweren Schneeflocken lebendig begräbt (Täglich grüßt das Murmeltier in dem schönen Land Tirol!), fabriziert sie zumindest Schmerzen in alten, ausgedienten Gelenken.

Die Gelenke schwellen an, der Patient fühlt sich fiebrig, müde, hat keinen Appetit und starke Schmerzen bei jedem Schritt. Nachts wird der Lagerungsschmerz unerträglich und der Hund findet keinen Schlaf. (Der Mensch dadurch auch nicht)

Liegen tut weh. Sitzen tut weh. Aufstehen tut weh und gehen tut auch weh. Nach ein paar Schritten wird es besser, aber weh tut es trotzdem. Später tut es immer weh, egal was man tut oder nicht tut.

Mit den Gelenken ist das so eine Sache. Sind sie jung, sind sie gut geschmiert. Säuglinge kommen mit ihren Minizehen problemlos an ihr Gesicht, um daran zu nuckeln. (Ich habe niemals an meinen Zehen genuckelt, wahrscheinlich weil ich zu sehr mit Schreien beschäftigt war) Schädigt man die Gelenke heranwachsender Hunde, sind sie für immer kaputt oder machen zumindest im mittleren Alter bereits massive Probleme. Eines davon ist die Arthrose.

Arthrose wird gerne heruntergespielt. Sie beginnt harmlos und leise. Zuerst ab und zu ein kleines Hinken, eine Weigerung zu springen. Ein zitterndes Beinchen, ein verfilztes Fell an der betroffenen Stelle, weil Bürsten weh tut. In Tiervermittlungs-anzeigen diverser Vereine liest man stets, dass das zu vergebende entzückende handzahme Tierchen, das bereits sein Köfferchen gepackt hat und nur darauf wartet, genau bei DIR einzuziehen, ganz gesund ist, auf Mittelmeerkrankheiten negativ getestet und mit viel Glück auch keine Herzwürmer mitbringt. Dann kommt, ganz nebenbei hingeworfen, noch ein klitzekleines Schlusssätzchen, dass der Koffersitzer entweder Leishmaniose positiv ist (aber die Krankheit total gut behandelbar, was natürlich totaler Blödsinn ist) oder dass er an Arthrose erkrankt ist, was ebenfalls gar kein Problem bedeutet, wenn man nur Schmerztabletten gibt (und was ebenfalls totaler Blödsinn ist)

Den Menschen gegenüber, die diesen Hund zu sich nehmen, schlicht unverantwortlich, nicht ganz klar zu kommunizieren, dass Arthrose keineswegs diese liebenswerte, aber akzeptable Kleinigkeiten ist, die man einfach so nebenbei in Kauf nimmt.

Die Arthrose ist ein Vampir. Sie zerstört alles. Sie ist gekommen, um zu bleiben. Und weil ihr das nicht ausreicht, wird sie auch stets schlimmer, nicht besser. Vor allem im Winter. Auch im Sommer, wenn es ein sehr regenreicher oder schwül-feuchter Sommer ist.

Der Weg zum Tierarzt ist unausweichlich, sobald der Hund erst mal richtig hinkt. Mittendrin sah es vielleicht ganz harmlos aus, der Hund stolpert ab und zu beim Gehen, schliff die eine oder andere Pfote über den Asphalt. Er tat sich schwer beim Aufstehen und liess sich beim Hinlegen mit einem Rumms fallen. Er wollte plötzlich nicht mehr aufs Bett springen, Stiegen wurden zum Hindernis, Spaziergänge machten keinen Spaß mehr. Der Tierarzt verordnete Schmerzmittel. Von den Schmerzmitteln wurde dem Hund sofort oder nach einiger Zeit übel. Handelt es sich um einen magen-darmkranken Hund wird die Sache richtig fatal, denn fast alle Schmerzmittel gehen auf den Magen-Darm-Trakt. Dem Hund wird zuerst übel, dann übergibt er sich. Schlimmstenfalls entstehen Blutungen im Verdauungstrakt.

Ein Leidensweg beginnt, der niemals gut endet.

Wenn es sich nun um einen sehr empfindlichen, hochsensiblen Hund handelt, kann man schnell diverse Schmerzmittel getrost vergessen. So war es auch bei Felicita, die mir in einer eiskalten Winternacht fast über die Regenbogenbrücke gehoppelt wäre, nachdem ich auf den gut gemeinten Rat einer befreundeten Kollegin das Schmerzmedikament Onsior® ausprobierte. Ich wehrte mich, mein Bauch sagte Nein, aber das Fellkind hatte einen schweren Arthroseschub und zudem Beschwerden in der Nasenrachenregion, die nach einem Entzündungshemmer schrien.

Es gibt Dinge, die brauchen wirklich starke Medikamente. Bei chronischem Husten hilft auch das beste Hexenelixier nichts und auch nicht das Zwiebelwasser, das Brechreiz verursacht; man nimmt einen starken Hustenstiller und wenn der auch nichts bringt, werfe man ein Codeingetränk ein und werde wieder gesund.

Bei Feli war es eine chronische Sinusitis, die immer wieder akut wurde und nachdem ich mich lange genug gewehrt hatte gab ich ihr eine Viertel der vorgeschriebenen Onsior®-Dosis und zuvor die empfohlenen Sucralfat®-Tablette, um ihren Magen zu schützen. Weniger als eine halbe Stunde nach der Sucralfat®-Gabe wurde der Feli speiübel und sie übergab sich quer durchs Wohnzimmer. Als ich ihr zwei Stunden später die Viertel Dosis Onsior® verabreichte, ahnte ich nicht, dass eine Stunde später ein Hund in Seitenlage vor mir liegen würde, der kreislauftechnisch und sonst auch kurz vor dem Jenseits stand. Ich hatte panische Angst um sie, wieder mal. Nur weil ich auf die dauerfortgebildete Schulmedizinmeinung meiner geschätzten Kollegin hörte, ging es meinem Hund so schlecht, dass ich um sein Leben fürchtete. Fortbildung ist meist gekoppelt an Essen und Trinken einer Pharmafirma. Zum Glück und weil Schlittenhunde, selbst wenn sie so hochsensible Einhörner wie meiner eines ist, sehr zäh sind und unter Aufbietung aller Heilkünste meinerseits, ging es Feli am Tag danach langsam wieder besser, genauso schnell, wie das verfluche Medikament wieder aus ihrem Körper ausgeschieden wurde. Ich möchte nicht wissen, ob sie die volle Dosis überlebt hätte und wenn, sicher nicht ohne Klinikaufenthalt.

Felicita bekommt bei Bedarf Novalgin®, welches noch das magen- und darmschonendste aller Schmerzmittel ist.
Das Pyrazolonderivat Metamizol (Novalgin®) gehört zwar auch zu den NSAID (Nonsteroidal anti-inflammatory drugs oder Nichtssteroidale Antiphlogistika, eine Medikamentengruppe, die entzündungshemmend, schmerzstillend und fiebersenkend wirkt) wird aber wegen seiner spezifischen Eigenschaften gesondert betrachte. Es dringt leicht ins zentrale Nervensystem ein und hemmt dort die Prostaglandinsynthese (weitere opioiderge Wirkmechanismen sind vorhanden). Im Gegensatz zu den NSAID reichert es sich jedoch nicht im entzündeten Gewebe, der Niere oder der Magenschleimhaut an und führt in therapeutischen Dosierungen zu keiner ausgeprägten peripheren Prostaglandinsynthesehemmung, wodurch sowohl die

antiphlogistische Wirkung als auch die typischen peripheren Nebenwirkungen fehlen. Deshalb eignet es sich auch gut zum perioperativen Einsatz und bei vorliegenden Kontraindikationen für NSAID. Nachteilig ist die relativ kurze Wirkzeit von vier bis sechs Stunden, die eine häufige Gabe nötig macht.

Mit einer empfohlenen Dosierung von 10-20 mg/kg Körpergewicht alle vier bis sechs Stunden kann man sich die schwächste, gerade noch wirksame Dosis erarbeiten.
Felicta könnte mit ihren 30 Kilogramm Körpergewicht alle vier bis sechs Stunden eine Dosis von 300-600mg bekommen (Eine Novalgin Tablette hat 500mg), bei ihr reichen aber oft 125 mg oder weniger und das auch nur bei Bedarf, vor allem am späten Nachmittag, wenn die Schmerzen kommen, weil die Gelenke vom Tag müde sind. Bei sehr feuchtem, kaltem Wetter steigere ich die Dosis auf 250 Milligramm.

An dieser Stelle sei eindringlich gewarnt vor Schmerzmedikamenten aus der Humanmedizin, die in Eigenregie beim Hund „ausprobiert" werden! Ibuprofen und Diclofenac verursachen schon in kleinsten Mengen schwerste Magen-Darmblutungen beim Hund und enden oft tödlich. Die meisten Schmerztabletten für Hunde eignen sich nicht für Katzentiere!

Ein wichtiges Ziel der Schmerztherapie ist, die Entstehung eines Schmerzgedächtnisses zu verhindern. Denn aus anhaltenden oder wiederkehrenden Schmerzen können chronische Schmerzen entstehen, die selbst nach Beseitigung der eigentlichen Ursache bestehen bleiben. Dieses Phänomen nennt man Schmerzgedächtnis. Der Körper erinnert sich an einen Schmerz aus der Vergangenheit, eine dauerhafte, meist medikamentöse Behandlung wird notwendig. Gleichzeitig wirken viele Schmerzmittel bei der Behandlung dieser Schmerzen weniger effektiv.

Wie kann man sonst noch Schmerzen lindernd?
Ich möchte an dieser Stelle allen leidgeprüften Menschen und
Hunden einige körpereigene Substanzen ans Herz (und an die
Gelenke) legen: Kollagen, Palmitoylethanolamid (PEA),
Hyaluronsäure und Chondroitin.

Mit der Kollagengabe beginnt man bereits in jungen Jahren. Vor
allem bei großen bis sehr großen Rassen, Rassen mit genetisch
verkrüppeltem Bewegungsapparat wie Dackel, Bulldogge oder
Hunden mit orthopädischen Fehlstellungen oder Verletzungen ist
eine frühzeitige Kollagengabe sinnvoll.

2004 stellte man auf dem Hausärztekongress „practica" fest, dass
sich Kollagen-Hydrolysat als „wirksame Maßnahme in der
Arthroseprävention" erweist.

Nicht nur Hausärzte, auch Tierärzte nahmen es etwas später zur
Kenntnis und dann folgte 2023 ganz Hollywood und ein regelrechter
Kollagen-Hype entstand. Paris, Kim und Co schwörten darauf, dass
Kollagen ihre aufgeblasenen Gesichter und gepolsterten
Popobacken zum Leuchten bringen konnte.
  Kann man tatsächlich mit ein paar ausgekochten Rinderknochen
oder Hühnerkarkasse sowohl die Arthrose heilen als auch das Geld
für Botox sparen? Könnte man nicht auch einfach billige
Gelatineblättchen kaufen, daraus Aspikwürfel herstellen und als
Jause essen? Was wirkt und was wirkt nicht?

Nun ist Hühnerkarkassensuppe nicht jedermanns Ding (meines auch
nicht) und wirklich wirksam ist nur hydrolysiertes Kollagen, welches
man in Pulverform oder als Trinkampulle erwirbt.
Machen wir doch einen kleinen Abstecher ins Wunderland des
Körpers. Hier finden wir Kollagen Typ 1, 2 und 3.

Typ 1 macht 90 Prozent des körpereigenen Kollagens aus und ist wichtig für Haut, Sehnen Bänder und Knochen.

Typ 2 ist zuständig für stabile Gelenke und Knorpel, es schützt Gelenke vor Stößen, lindert Gelenkschmerzen, stabilisiert Gelenke und festigt den Glaskörper im Auge.

Typ 3 ist verantwortlich für die Elastizität des Gewebes und der inneren Organe, unterstützt die Muskulatur, die Herzgesundheit (Herzklappen!), stärkt Darm, Gebärmutter und Blutgefäße, fördert die Reparatur der Darmwand (Leaky Gut!) und unterstützt die Knochenmatrix (Osteoporose!) sowie die Regeneration von Gelenken und Sehnen nach Verletzungen.

30 Prozent der Proteine in unserem Körper sind Kollagene, bestehend aus Aminosäuren. Der Körper stellt genug Kollagen her, um damit Haut, Bindegewebe, Knochen, Knorpel, Bänder und Sehnen zu versorgen. Leider stellt die körpereigene Kollagenwerkstatt des Menschen ihre Tätigkeit bereits im zarten Alter von 25 Jahren ein. Je älter das Säugetier Mensch (oder sein Hund) wird, desto mehr versiegt die Kollagenproduktion und desto instabiler wird der Knorpel. Größere Hunderassen werden bereits mit fünf oder sechs Jahren als „alte Hunde" eingestuft, kleine Hunde ab dem neunten Lebensjahr. Die Folgen sind Arthrose und Gelenksschmerzen.

Teure Kollagenpräparate eroberten den Markt, meist in kryptischer Verbindung mit diversen unnötigen oder gesundheitsschädigenden Zusätzen. Man findet im Kollagenpulver Konservierungsstoffe, Grünlippmuschel, MSM (Methylsulfonylmethan), Weihrauch und noch viele andere Zusätze, die für die Gelenke völlig unnötig, aber für die Gesundheit extrem schädlich sind. Interessanterweise können sich Baba-Jaga-Hexen und Hexer auf Hundewiesen stundenlang in Geschwurbel über Tierärzte, die vor giftigen Kauknochen und schädlichem MSM warnen, ergehen. Man will einfach nicht glauben, dass der Hund an Zahnpflegesticks genauso wie am Kong ersticken kann. Sie kreischen, wortgewaltig die Ellenbögen in die Hüften gestemmt wie Vorstadtweiber, auf den grünen Wiesen nach STUDIEN! BELEGEN!! BEWEISEN!!! Dass es für MSM nicht mal Studien (oder nur völlig unzureichende) gibt, die die tatsächliche Unbedenklichkeit von Schwefel im Säugetierkörper nachweisen, kümmert die Hexen und Hexer nicht, weil irgendein befreundeter Dumbledore, der Hauswart aus dem Elbenland oder der Bruder der Nichte von der Schwester des Nachbarn MSM für den Hund empfohlen hat. Man schreckt weder vor Düngemittel noch vor Giftpilzen zurück, was bei phantasiebegabten Menschen Bilder von Hexenverbrennungen vor dem geistigen Auge hervorruft.

Methylsulfonylmethan **ist ab einer Dosis von 20 Gramm pro Kilogramm Körpergewicht tödlich für einen Hund.** Der bittere Geschmack verhindert in der Regel die Aufnahme dieser großen Menge, aber dieser Schutzmechanismus versagt, wenn man MSM gut verpackt in Leberwurst in den Hund stopft. Zudem schmecken Hunde kein bitter. Es ist leider modern, den Hund mit MSM (als Kollagenzusatz oder pur) zu traktieren. Wenn nicht mal die Vitamin D-Obergrenzen im Futter eingehalten werden, darf man sich vorstellen, was eine MSM-Überdosis in diversen, völlig unkontrollierbar zusammengepantschten Darreichungsformen und auch in Reinform bewirkt: Einen toten Hund, der vorher Symptome wie Haut- und Schleimhautirritationen, Durchfall, Übelkeit, Blähungen, Kreislaufstörungen, Erbrechen, Schlafstörungen und Kopfschmerzen zeigte und der einen Kupfer-, Kobalt- oder Selen-Mangel hatte. Nahrungsergänzungsmittel sind deshalb rezeptfrei erhältlich, weil sie keine registrierten Medikamente sind, die immer pharmazeutischer Kontrolle unterliegen. Bei Nahrungs- oder Futterergänzungsmittel kann jeder herumpantschen, wie es ihm innerhalb unkontrollierter Richtlinien beliebt. Nur so ist es möglich, dass 2021 ein Rückruf des CBD-Kaugummi Endoca CBD Gum wegen hoher Werte an Delta-9-THC stattfand. Gleiches passierte mit dem Solevita Hanftee von Lidl.

Hat man so ein Fässchen voll MSM in der Küche stehen, ist eine genaue Dosierung völlig unmöglich. Man entsorge es daher umweltschonend und zeitnah.

Leider besteht bei diversen Therapieversuchen in Eigenregie oder auf Anraten eines nicht promovierten Möchtegern-Veterinärs ernsthafte Gefahr, dass der Magen-Darm-Trakt nachhaltigen Schaden nimmt und dabei auch die Leber zerstört wird. Handelt es sich um einen bereits verdauungstechnisch angeschlagenen und zusätzlich noch hochsensiblen Hund, kann so ein gut gemeintes Experiment sehr böse enden.

Zu viel Grünlippmuschel, das Allheilwundermittel gegen Arthrose, fördert die Blasensteinbildung. Diese unerwünschte Wirkung tritt auch bei erhöhter Vitamin D-Gabe, das in sämtlichen Fertigfuttervariante meist in Überdosis zugefügt ist, auf. Todesfälle in Amerika sind durch Vitamin D-Überdosis häufig. 2019 rief der amerikanische Tierfutterproduzent Hill's Pet fünf Dosenmarken Futter freiwillig zurück, nachdem Hunde an einer Vitamin D-Vergiftung verendeten.

In der EU ist Vitamin D3 als Futtermittelzusatzstoff zugelassen. Es wird den meisten Futtermischungen für Hunde zugesetzt, da dieser Stoff als lebensnotwendig gilt. Zu viel Vitamin D schadet jedoch den Tieren, weshalb Höchstgehalte festgelegt sind: Maximal 2.000 internationale Einheiten (IE) dürfen pro Kilogramm Futter mit einem Feuchtigkeitsanteil von 12% enthalten sein. Für ausgewachsene Hunde reichen 10IE Vitamin D pro Kilogramm Körpermasse pro Tag aus. Wird der Hund mit Vitamin D überversorgt, führt dies zu hohen Kalzium- und Phosphorgehalten im Blut, Gefäßverkalkungen,

Steinbildung, Polyurie, blutigen Durchfällen und langfristig zur Nierenverkalkung.

Bleibe bitte bei Kollagen immer auf der sicheren Seite, indem du hydrolysiertes Pulver verwendest, das aus Rind (alternativ aus Schwein oder Fisch) hergestellt wird, keinerlei Zusätze oder Konservierungsstoffe beinhaltet und für den menschlichen Verzehr geeignet ist. So kannst auch du davon profitieren!
Das gilt auch für Fertigfutter. Wenn du auf einer Futtermittelverpackung „nicht für den menschlichen Verzehr geeignet" liest, dann füttere es auch nicht deinem Hund. Wenn du einen kleinen Hund hast, kannst du bedenkenlos das Fertigfutter für Hunde links liegen lassen und auf Babynahrungsgläschen zurückgreifen, die natürlich auch für große Hunde geeignet sind. Es gibt von der puren Karotte bis zum puren gekochten Hühnchenfleisch alles, was du brauchst, um einen magenkranken Hund gesund zu machen. Einfacher geht es nicht!

Ich verwende für Mensch und Hund Glow 25 Collagen Pulver®, erhältlich bei Amazon. Es besteht aus Rinderkollagen Peptide Typ1 und 3 und ist reines Kollagen-Hydrolysat.
Mein Hund mit 30 Kilo Lebendmasse bekommt täglich einen Teelöffel voll in etwas Wasser, ich nehme täglich einen Esslöffel voll in Himbeerwasser zu mir.
Alternativ verwende ich Millers Alpha-Kollagen®, welches aus Rinderkollagen Peptide Typ 1, 2 und 3 besteht. Mir ist aber die Verpackungseinheit von 1 Kilo einfach zu groß. Millers Kollagen ist bei Amazon erhältlich.
Wenn es der Magen zulässt, verwenden wir Purefitness Verisol® Collagen Pulver (Patentiertes Verisol® Collagen Peptide - Kollagen Pulver mit Hyaluron, Biotin & Vitamin C) für Mensch und Hund, ebenfalls bei Amazon erhältlich. Eine Vitamin C-Gabe ist besonders für rekonvaleszente Hunde wichtig. Vitamin C kann nicht

überdosiert werden, weil zuviel davon einfach über den Harn wieder ausgeschieden wird. Vorsicht ist aber geboten bei magenkranken Hunden sowie Hunden mit Calciumoxalatsteinen.

Der zweite Verbündete der körpereigenen Substanzen heisst PEA. Palmitoylethanolamid kommt im Säugetierkörper physiologisch vor und wird bei Bedarf gebildet, wenn es Zellen und Gewebe zu schützen gilt. Ist der Organismus jedoch schon durch Krankheit vorgeschädigt, reicht diese Produktionsmenge nicht mehr aus und man muss PEA als Nahrungsergänzungsmittel zuführen.
PEA gibt es in Kapselform, die man einfach öffnet, die gewünschte Dosis entnimmt und den losen Inhalt in etwas Leberwurst einrollt, damit man dem Hund nicht das komplette Essen versaut.
PEA hat sich schon in den 1950-er Jahren bewährt, wo es gegen Grippe und Erkältungssymptome eingesetzt wurde. Die Nobelpreisträgerin Rita Levi-Montalcini entschlüsselte dreißig Jahre später den überaktive Mastzellen hemmenden Wirkmechanismus von PEA. Zu der entzündungshemmenden, schmerzstillenden Wirkung gibt es zahlreiche Studien, die eindrücklich beweisen, dass PEA oft besser (und vor allem nebenwirkungsfrei) wirkt als herkömmliche Schmerzmittel, die allesamt auf kurz oder lang nicht unproblematisch für den Verdauschlauch sind, besonders wenn dieser vorher schon angeschlagen war.
PEA kommt bei Arthrose, Arthritis, Migräne und neuropathischen Schmerzen zum Einsatz, es lindert die Schmerzen menschlicher Patienten mit Gürtelrose, denen oft nur der Griff zum Gabapentin bleibt und hilft Damen mit Endometrioseschmerzen. Bei Hunden empfiehlt sich die PEA-Gabe auch bei Bandscheibenproblemen, eingeklemmten Nerven und Erkrankungen des Atmungstrakts: PEA kann bei den ersten Erkältungssymptomen von Mensch und Hund vorbeugend eingenommen werden und wird zur Zeit auch als Hemmstoff für eine SARS-CoV-2-Infektion untersucht. Es schützt die

Netzhaut und senkt den Augeninnendruck als Ergänzungstherapie bei Glaukomen. Das ist aber noch lange nicht alles! Da PEA nicht nur an den PPAR-alpha Rezeptor, sondern auch an die Rezeptoren des körpereigenen Endocannabinoid-Systems andockt, kann PEA gegen depressive Stimmung wirken, Stress lindern sowie den Appetit anregen. Es durchdringt mühelos die Blut-Hirn-Schranke und hemmt aktivierte Entzündungszellen an der Einwanderung in geschädigtes Hirngewebe. PEA unterstützt durch seine entzündungshemmende Wirkung das Immunsystem, was bei allen Formen der Allergie und der Atopie hilfreich ist.

So mancher Hund mit Juckreiz unerklärlicher Ursache wurde durch PEA auf wundersame Art geheilt. Menschen mit Multipler Sklerose profitieren ebenso.

Was sonst unter unerwünschte Wechselwirkungen fällt, ist bei PEA erwünscht: es verstärkt die Wirkung anderer Schmerzmittel, die Wirkung des Vitamin-B Komplexes und des L-Carnitin. L-Carnitin (Levocarnitin) ist eine chemische Verbindung, die aus den Aminosäuren Lysin und Methionin mithilfe weiterer Vitamine und Spurenelementen vom Körper hergestellt wird. Die Einnahme von L-Carnitin ist hilfreich bei Nervenschmerzen sowie bei Herzmuskelschwäche. Diabetiker sollten die Einnahme von PEA mit Alpha-Liponsäure ergänzen, um die beste Wirkung zu erzielen.

Die PEA-Gabe beginnt man einschleichend mit möglichst niedriger Dosierung. Man sollte es immer mit Futter geben, um den Magen nicht zu überfordern.
Dosisempfehlung:
Hund unter 10kg/Kgw: 400mg
Hund 10-25kg/Kgw: 800mg
Hund über 25 kg/Kgw: 1200mg

Felicita bekam am ersten Tag bei 30 Kilo Lebendmasse 100g PEA, und die darauffolgenden vier Tage 200g (auf zwei Dosen verteilt).

Bereits nach der zweiten Gabe war eine geringfügige Besserung zu erkennen.

Der dritte Verbündete im Kampf gegen Arthrose ist der Vitamin B-Komplex. B-Vitamine sind sehr hitzeempfindlich, kaufe sie bitte nur in der Apotheke und lasse sie dir nicht im Hochsommer mit der Post senden. Vitamin B ist nicht nur bei Arthrose hilfreich, es unterstützt auch das schwache Herz und ist Nervenmedizin schlechthin. Oft kann man chronischen Durchfall mit der Gabe von Vitamin B 12 stoppen, wenn alles andere nicht wirkt.

Leider ist der Vitamin B-Komplex nicht besonders magenfreundlich und sollte daher stets mit einer Mahlzeit und am frühen Morgen oder Vormittag eingenommen werden, weil B-Vitamine anregend und stimmungsaufhellend wirken.

B-Vitamine sind wasserlöslich (im Gegensatz zu den fettlöslichen Vitaminen A,D,E und K) und daher im Körper nur begrenzt speicherbar. Durch die Wasserlöslichkeit ist eine Überdosierung (ausgenommen Vitamin B 12 in sehr hoher Dosis) ausgeschlossen.

Vitamin B1 (Thiamin) stärkt das Nervensystem und ist wichtig für die Arbeit von Herzmuskel und Gehirn.

Vitamin B2 (Riboflavin) schützt die Zellen, fördert Haar- und Krallenwachstum und mindert Ermüdungserscheinungen.

Vitamin B3 (Niacin) fördert das Gedächtnis und die Konzentrationsfähigkeit sowie die Zellerneuerung.

Vitamin B5 (Pantothensäure) fördert die geistige Leistungsfähigkeit und den Energiestoffwechsel.

Vitamin B6 (Pyridoxin) stärkt das Immunsystem.

Vitamin B7 (Biotin), früher Vitamin H, ist für die Haut- und Haargesundheit zuständig.

Vitamin B9 (Folsäure), das Zellvitamin schlechthin, ist besonders wichtig in der Trächtigkeit sowie für alle Zellteilungs- und Wachstumsprozesse und die Herzgesundheit.

Vitamin B12 (Cobalamin) ist das Wohlfühl-Vitamin, das nicht nur die emotionale Stabilität, sondern auch die Schleimhaut von Lippen, Zunge und Lefzen schützt. Es ist das einzige Vitamin des B-Komplexes, das im Körper gespeichert werden kann. Menschen, die sich täglich mehrmals mit großen Mengen Red Bull aufputschen, können unter Umständen in eine Vitamin B12 Überdosierung kommen

Achtung: eine Vitamin B Injektion ist für den Hund äußerst schmerzhaft! Sollte eine Vitamin B Gabe in Tablettenform nicht ausreichen, verabreicht man Vitamin B besser intravenös (über einen Venenzugang), anstatt subcutan (unter die Haut). Dann brennt es nicht.

B-Vitamine verstärken die schmerzlindernde Wirkung von Schmerzmitteln der NSAID-Familie. Auch die Wirkung von PEA wird verstärkt.

Die vierte Verbündete heißt Hyaluronsäure. Gepaart mit der richtigen Dosis Chondroitinsulfat kannst du damit die Gelenksgesundheit unterstützen. Hyaluronsäure ist Bestandteil der Gelenksflüssigkiet, der Synovia. Gelenksflüssigkeit schmiert das Gelenk, ähnlich wie Motoröl das Getriebe. Sie ist auch im Knorpel selbst enthalten, wo sie die stoßdämpfende Wirkung des Knorpels ermöglicht. Arthrose frisst die Gelenksflüssigkeit und schädigt den

Knorpel, das Gelenk reibt dann Knochen auf Knochen. Wir verwenden Hyalutidine® von Livisto. Die wohlschmeckende Flüssigkeit in einer Dosierung von 2ml/Tag für kleine Rassen (bis 10 Kilo), 4ml/Tag für mittlere Rassen (10-30 Kilo) und 6ml/Tag für große Rassen (30-50 Kilo) enthält Hyaluronsäure und Chondroitinsulfat und wird gerne freiwillig genommen. Verbesserungen der Gelenksgesundheit zeigen sich schon nach ein paar Wochen.

Die Sache mit der Arthrose hängt sehr viel enger mit den Verdauungsorganen zusammen, als man meinen möchte. Schon ein falsch sitzendes oder schlecht geschnittenes Brustgeschirr trägt dazu bei, die Verdauung und die Arthrose negativ zu beeinflussen.

Wie sieht das richtige Brustgeschirr aus? Es lässt die Schultergelenke frei, der Befestigungsring ist am Rücken angebracht und unterlegt, damit der Karabiner nicht bei jeder Bewegung direkt auf die Wirbelsäule schlägt. Ein schlechtsitzendes, zu enges oder falsches Brustgeschirr ist für den Hund so unangenehm zu tragen wie ein schlechtsitzender BH für die Damen. Die Schultergelenke des Hundes müssen frei sein, weil der Drehpunkt der Vorderextremität des Hundes im Gegensatz zum Menschen nicht im Schultergelenk, sondern im oberen Teil des Schulterblattes liegt. Das Schulterblatt kannst du gut durch die Haut tasten, es ist keine Kugel, sondern eine Schaufel. Weil das Schultergelenk beim Hund keine sich drehende Kugel ist, sondern sich, von der Schultermuskulatur geführt, auf den Rippen hin- und her bewegt, befindet sich der kritische Punkt genau dort, wo ein schlechtsitzendes Brustgeschirr (zu eng, zu weit, falsche Form) diese Fortbewegung verhindert oder sogar stoppt. Trägt dein Hund ein Norwegergeschirr, das genau am Schulterblatt anliegt, kann es nicht mehr hin- und hergleiten. Der Hund kann damit zwar gehen und laufen, aber es behindert ihn. Durch diese Geschirre entstehen akute Schmerzen, die chronisch werden. Aus diesem Grund wollen sich viele Hunde ihr Brustgeschirr nicht oder nur ungern anziehen lassen. Aus chronischen Schulterschmerzen und einer daraus resultierenden Schonhaltung werden Rücken- und Bauchschmerzen, weil die Bauchmuskeln überanstrengt werden. Ein schlechtsitzendes Geschirr ist also noch schlechter als ein Halsband.

Rückenschmerzen können aber auch vom Darm ausgehen. Alle akuten und chronischen Darmerkrankungen mit Beanspruchung der Rumpfmuskulatur können zu Rückenbeschwerden führen, weil eine länger stark angespannte Bauchmuskulatur immer Auswirkungen auf die muskulären Gegenspieler des Rückens hat. Rückenschmerzen treten durch den nervalen Zusammenhang auch oft gemeinsam mit Darm- und Blasenstörungen auf. So kann eine simple Gastritis (Magenschleimhautentzündung) Rückenschmerzen verursachen, weil Magen-Darm-Symptome weit auf andere Organe und Gewebe im Körper ausstrahlen. Hat der Hund Sodbrennen, saures Aufstoßen oder Reflux (Rückfluss von Magensäure in die Speiseröhre), wird die Speiseröhre durch die Säure entzündet, was nicht nur zu schmerzhafter Futteraufnahme, sondern ebenfalls zu Schmerzen im vorderen Rückenbereich des Hundes führt. Auch die gutgemeinte basische Apfelessigkur erzeugt bei Reflux-Patienten eine noch stärker verätzte Speiseröhre, aus der Speiseröhrenkrebs entstehen kann, der sich wieder bis in den Magen ausbreitet. Die Essigsäure des Apfelessigs kann sogar bei äußerlicher Anwendung die äußerst empfindliche Hundehaut verätzen (auch als mit Wasser verdünnte Lösung!) und deren Säuremantel nachhaltig zerstören. Bei empfindlicher, geröteter Hundehaut rate ich dir zum rezeptfreien Allerderm® SpotOn von Virbac. Es stellt die gesunde Hautbarriere sehr schnell wieder her. Du musst den Hund nicht vor der SpotOn Gabe baden. Je weniger der Hund gebadet wird, desto besser für die Hautbarriere. Das gilt auch für menschliche Haut. Bei starken Bauchschmerzen rollt sich der Mensch gekrümmt zusammen, der Hund nimmt die Gebetsstellung ein. Durch diese Schonhaltungen, die zu einer vermeintlichen Schmerzentlastung führen, können wiederum neue Rückenschmerzen entstehen. Leidet der Hund an einer Magenentzündung, wirkt sich das auf das Bindegewebe ebenso aus wie auf das Gefäßsystem und die Muskulatur, die sich ebenfalls entzünden.

Hat der Hund starke Blähungen, ist das nicht nur sehr schmerzhaft, sondern bewirkt eine veränderte Darmflora und eine veränderte Körperhaltung:

Der Hund schaut oft nach hinten in Richtung Schmerz und manchmal leckt er die Stelle am Bauch ab. Schmerzen beim Hund machen sich auch durch starkes Hecheln, Unruhe oder Pfotenschlecken bemerkbar, der Hund bellt ohne Grund, er speichelt manchmal, die Pupillen sind weit. Er kann durch Magenschmerzen staksig gehen, um durch eine Schonhaltung den Schmerz zu verkleinern, was auf Dauer die Sprunggelenke belastet. Das führt zu orthopädischen Problemen und begünstigt dadurch wieder die Arthrose.

Der Mensch mit Magenschmerzen krampft sich zusammen und beugt sich nach vorne. Das Gleichgewicht kippt und das zu stark gekippte Becken überfordert die Sprunggelenke. Oft wurden durch die Heilung von Magen-Darmbeschwerden auch orthopädische Probleme wieder geheilt – und umgekehrt.

Der Magendarmschlauch bläht sich gerne auf, wenn er unpassende Nahrung verdauen muss und dadurch entsteht großer Druck auf Herz, Zwerchfell und Lunge, was besonders bei Herzpatienten problematisch ist. Daher sollen tierische und menschliche

Herzpatienten fünf kleine Mahlzeiten über den Tag verteilt zu sich nehmen, und nicht zwei große. Zusätzlich werden durch den Druck die sensiblen Nervenfasern der hinteren Rückenmuskeln gereizt, was den Muskeltonus verstärkt und die Körperhaltung ebenfalls beeinflusst. Unglücklicherweise sind die bei Stress ohnehin stark verspannten Schultern- und Nackenmuskeln reflektorisch dem Magen zugeordnet, was Gastritis-Patienten auch noch Kopfschmerzen und Wirbelsäulenblockaden beschert.

Auch der Allergie- und Hautsektor ist mit dem Magen-Darm-Thema verbunden. Ist das Mikrobiom gestört, geht's auch der Psyche, dem Immunsystem und der Haut schlecht. Schuld daran ist die Darm-Hirn-Achse, durch die es bei gestörter Darmflora sogar zu Depressionen kommen kann. Auch Angst ist mit dem Darm verbunden, da Serotonin zu 95Prozent im Darm produziert wird. Serotonin ist das Glückshormon, das unser Wohlbefinden beeinflusst. Ist der Darm gestresst, wird nicht genug Serotonin gebildet. Umgekehrt wirkt sich eine düstere Psyche auch auf die Zusammensetzung der Darmflora aus.
Alles ist mit allem verbunden!

Der durchschnittliche Therapieansatz sieht aber leider nicht besonders ganzheitlich aus. Allergiker wie Durchfallpatienten bekommen ein Kortisonpräparat. Kortison ist zwar entzündungshemmend und schmerzstillend, legt aber das Immunsystem total lahm. Oder Apoquel®, ein Dermatologikum für Hunde, dessen Wirkstoff Oclacitinib gegen Hautentzündung zugelassen ist, wird verordnet. Kortison und Oclacitinib modulieren beide das Immunsystem und erhöhen dadurch die Infektanfälligkeit. Durch die Gabe verschlimmern sich neoplastische Zustände, es entsteht ein neuer Tumor, ein schlummernder Pilz erwacht zu neuem Leben oder ein Leishmaniose-Patient erfährt einen Schub. Nebenwirkungen ohne

Ende, die die erhoffte Wirkung meiner Meinung nach überhaupt nicht rechtfertigen. Als ich Felicita eine Achteldosis Apoquel® verbreichte, erbrach sie sich innerhalb einer halben Stunde nach der Tablettengabe. Die Packung wanderte auf der Stelle in den Sondermüll.

Felicita ist ein hochsensibler Hund, der kaum einen Wirkstoff der neuen (und auch nicht der alten) Generation verträgt. Zum Glück weiß ich das. Ich will mir gar nicht vorstellen, was aus ihr geworden wäre, wäre sie in anderen Händen gelandet.

Säugetierpatienten mit immer wiederkehrenden Schmerzreizen aus dem Darm können diese schneller wiedererkennen, sie werden stärker und großflächiger empfunden als von Darmgesunden. Sie entwickeln eine Hyperalgesie (ein gesteigertes Empfinden eines Schmerzreizes) und ein Schmerzgedächtnis. Dies liegt am Wechselspiel zwischen Darm und Gehirn. Schädelverletzungen können sogar gefährliche Vergiftungen auslösen, weil durch das Schädel-Hirn-Trauma der Dickdarm durchlässiger wird und dadurch Darmbakterien leichter in den Blutkreislauf gelangen können. Das wurde bisher an Mäusen bewiesen

Was aber hat die Arthrose für direkte Konsequenzen auf die Darmgesundheit?

Die Arthrose verursacht akute oder chronische Schmerzen. Chronische Schmerzen erhöhen auf Dauer den Cortisolspiegel im Blut. Ein ständig erhöhter Cortisolspiegel beeinträchtigt nicht nur das Immunsystem, sondern auch das Verhalten. Viele Hunde unter Kortison-Dauergabe werden verhaltensauffällig, manche werden regelrecht aggressiv. Setzt man das Kortisonpräparat ab, verhalten sie sich wieder wie früher.

Gleiches findet man bei chronisch erhöhtem Cortisolspiegel durch chronische Schmerzen! Die Schmerzen verursachen Stress, der Stress schlägt sich auf den Verdauungstrakt, der Verdauungstrakt wirkt negativ auf die Psyche. Lindert man die Schmerzen, ist der Hund nicht mehr aggressiv und der Darm macht keine Probleme mehr.

Daher ist es wichtig, der Arthrose so früh wie möglich entgegenzuwirken und damit auch den Darm zu unterstützen. Was kannst du tun?
Gib deinem Hund frühzeitig Kollagen
Führe ihn an einem perfekt sitzenden Brustgeschirr
Überfordere Welpen oder Junghunde sowie alte und rekonvaleszente Hunde niemals
Lass deinen Hund nicht aus oder in den Kofferraum deines Autos springen
Wirf keine Bälle, denen dein Hund aus dem Stand heraus nachhetzt
Wärme den Hund vor jedem Herumtollen durch einen kurzen Spaziergang an der Leine auf
Animiere den Hund nicht zu Gebirgstouren und vermeide eiskalte Bäder in Seen oder Bächen
Achte darauf, dass das Fell des Hundes trocken ist und dass dein Hund bei Kälte und Regen einen Mantel trägt
Lass deinen Hund nicht auf kaltem Beton absitzen oder liegen
Verwende weiche Betten und Liegedecken und animiere den Hund darauf zu liegen
Vorbeugen ist besser als heilen!

Der fünfte hilfreiche Verbündete im Kampf gegen Arthrose ist die Mariendistel. Silymarin schützt Leberzellen von Säugetieren, fördert die Leberregeneration und ist außerdem ein starkes Antioxidans, das von TNF-alpha (Tumour Necrosis Factor alpha) ausgehende Entzündungssignale blockiert. In einer Studie von 2009 konnte Silymarin bei Kniearthrose des Menschen nach acht Wochen die Entzündungswerte Interleukin-1-alpha und Interleukin-8 signifikant senken, 2012 wurde eine weitere Studie veröffentlicht, die die Wirkung von Silymarin bei Arthrose nachweisen konnte.

NSAID und Mariendistel konnten einzeln die Gelenksentzündung und den Knorpelabbau hemmen, doch zusammen wirkten sie besonders effektiv. Wer Schmerzmittel nicht verträgt, der kann sich und seinem Hund mit dem Silymarin der Mariendistel und den oben erwähnten anderen Verbündeten trotzdem Gutes tun.

Zum Abschluss gestatte mir bitte noch ein Wort über das von vielen Kollegen gehypte Librela®, den monoklonalen Antikörper Bedinvetmabum, der als Revolution in der Arthrose-Therapie beim Hund gilt. Librela® verspricht keinerlei Nebenwirkungen, nur Wirkung. Das klingt zu schön, um wahr zu sein. (Die Droge gibt es seit 2021 für Katzentiere unter dem Namen Solensia®)

Kollegen spritzen entweder fast schon sektenhörig Librela® oder sie wollen nichts davon wissen. Ich gehöre zur zweiten Gruppe. Ich hatte eine Doppelpackung Librela® in meinem Kühlschrank gebunkert für den Fall, dass kein Schmerzmittel mehr wirkt und ich einen Hund zuhause habe, der nicht mehr aufstehen kann. Gelegentlich frug mich die Kollegin, die mir das Librela® verkaufte in nicht sehr schmeichelhaftem Tonfall, ob ich über die Librela®-Gabe noch meditiere oder ob ich Felicita damit endlich zu Leibe gerückt wäre. Nach eineinhalb Jahren Kühlschrankmeditation und Information in diversen Foren und bei Kollegen habe ich die abgelaufene Packung ungeöffnet entsorgt. Ein hundertvierzig Euro teurer Sondermüll, aber ich zahle den Preis gerne für einen Hund, der zwar Arthrose hat und gelegentlich etwas schwerer geht, aber sonst immer noch geistig und körperlich wohlauf ist. Es gibt da eine

Facebook-Gruppe, die heißt „Librela®, the truth". Dort posten Menschen aus aller Herren Länder ihre Erfahrungen mit Librela®. Eine ähnliche Gruppe gibt es auch für Katzentiere unter dem Namen „Solensia® killed my cat". Die Bilder und Texte gleichen sich haargenau. Herzzerreißend sind die Videos der zwar humpelnden, aber körperlich unversehrten Tiere vor der Librela®- und Solensia® Gabe und die unzähligen Videos von nicht mehr laufenden, aber dafür immens leidenden festliegenden Vierbeinern nach der Injektion! Viele schockierende Bilder von geliebten toten Haustieren, die nach dem Injizieren von Librela® dem monoklonalen Antikörper zum Opfer gefallen sind. Stellungnahmen herzzerrissener Besitzer, die ihrem Tierarzt vertrauten, der Heilung versprach, aber den Tod ins Haus brachte. Nach der ersten oder auch zweiten Spritze, die keinerlei Nebenwirkungen haben sollte, sind die Hunde entweder halbseitig gelähmt und müssen erlöst werden. Oder sie trinken wie besessen, kotzen sich die Seele aus dem Leib und der Rest kommt hinten flüssig heraus. Sie fressen nicht mehr, haben unerklärlicherweise Todesangst, stehen in Ecken und starren die Wand an, haben aus heiterem Himmel eine hochgradige Bauchspeicheldrüsenentzündung mit Gelbsucht, schwere Blutungen in der Haut, offene juckende Hautwunden, plötzliche Tumorerkrankungen, erblinden auf einem Auge, sind geistig völlig abwesend, apathisch, starren ins Nichts, vokalisieren mit geschlossenen Augen in Seitenlage, erleiden epileptische Anfälle oder sind verzweifelt ruhelos. Man sieht Hunde mit den Hinterbeinen niederbrechen, die vorher noch munter herumstaksten. Hunde, die nach der Librela®-Spritze wenig später in irgendeiner Klinik für viele hundert Euro elend und alleine als Notfall sterben.

Nun kann man natürlich sagen: es ist Facebook. Es sind Laien. Es sind hauptsächlich sehr alte Hunde, die vielleicht auch ohne Librela® an irgendeinem geriatrischen Wehwehchen gestorben wären. Tatsächlich ist es aber so, dass manche bis auf ihre Arthrose vollkommen wohlauf und gesund waren; sie hatten ein perfektes Blutbild und nicht alle waren steinalt. In dieser Gruppe kommentieren auch gelegentlich Tierärzte, die diese Nebenwirkungen bestätigen. Viele der Kollegen kommentieren lieber anonym. Sogar die behandelnden Tierärzte der Librela®-Opfer mussten zugeben, dass diverse traumatische Librela®-Erfahrungen, die ich mit meinem Hund sicher *niemals* machen werde, in direktem Zusammenhang mit der Spritze stehen. Oft zeitverzögert, oft auch erst nach der zweiten oder dritten Injektion. Manchmal aber schon am nächsten Tag. Und obwohl es angeblich laut Fachinformation keinerlei Nebenwirkungen außer „lokale Reaktionen wie Haarausfall oder Rötungen an der Injektionsstelle oder Schmerzreaktionen unmittelbar nach der Injektion, selten Polydipsie und/oder Polyurie und gelegentliche anaphylaktische Schocks" gibt, sind die nicht im Beipacktext angeführten Nebenwirkung viel zu oft massiv bis tödlich. Es gibt keine gezielte Therapie gegen die Nebenwirkungen. Ist das Bedinvetmabum erst mal im Körper, kann man es nur aussitzen. Das kann dauern. Manchmal hält die Wirkung länger als ein bis drei Monate an, und damit halten auch die Nebenwirkungen länger als ein bis drei Monate an - oder auch noch länger. Klar, nicht bei allen Hunden. Bei manchen Hunden wirkt die Spritze tatsächlich völlig nebenwirkungsfrei und es geht ihnen danach deutlich besser.

Was also tun und wem glauben? Dem Tierarzt, der keinerlei Nebenwirkungen verspricht, weil auch sein eigener Hund regelmäßig die Wunderspritze bekommt, oder den vielen unglücklichen Anwendern, die sich ihr Leben lang Vorwürfe machen werden, weil sie ihr Tier damit gut gemeint, aber unwissentlich in den qualvollen Tod getrieben haben?

Librela® ist russisches Roulette. Entweder man hat großes Glück und der Hund kann nach der Injektion wieder schmerzfrei bis zur nächsten Spritze laufen - oder er stirbt qualvoll.

Die dritte Variante ist, dass er die Spritze überlebt und sich wieder völlig von den Nebenwirkungen erholt, sobald der monoklonale Antikörper nicht mehr im Körper wirkt. Das kann dauern. Und ich möchte dabei sicher nicht hilflos zusehen müssen.

Obwohl es über Librela® nur eine halbherzige Studie gibt, gibt es ein Medikament für Menschen, das genau gleich wirkt wie Librela®. Der Nervenwachstumsfaktor Tanezumab hat im Gegensatz zur Librela®-Tierstudie beim Menschen mit zahlreichen Nebenwirkungen aufzuwarten und fiel 2011 vorab wegen Auftreten schwerer Gelenksschäden, die einen Gelenksersatz erforderten, durch die Zulassung. Nebenwirkungen, die alle den hier angeführten „es gibt keinen Zusammenhang mit Librela®"-Nebenwirkungen gleichen! Nach Veröffentlichung dieser Studie des Tanezumab reduzierte man die empfohlene Dosis von Librela® und die Nebenwirkungen wurden weniger. Die Wirkung war aber auch nicht besser als beim Phenylprednisolon (Kortisonwirkstoff) oder den bekannten NSAID. Selbst wenn der Hund Gewinner des russischen Roulettes sein sollte und nicht an den Nebenwirkungen schwer erkrankt oder stirbt, geht die Geschichte nicht immer gut aus. Denn der Besitzer, trotz eindringlicher Warnung des Tierarztes, lässt den vermeintlich wieder genesenen Hund sein altes Leben aufnehmen. Es sieht ja so aus, als wäre der Hund ganz der Alte! Es wird drauflos getobt, es werden Bälle geworfen und stundenlang gerannt.
Librela® unterbricht die Schmerzleitung, macht aber das Gelenk nicht gesund. Das kaputte Gelenk wird durch die Schmerzfreiheit nicht mehr geschont und schon bald reibt Knochen auf Knochen. Nach zwei oder drei Spitzen (wobei das russische Roulette auch nach dritten Spitze gnadenlos zuschlagen kann) wirkt Librela® immer weniger lang oder gar nicht mehr. Weniger freundlich

umschrieben könnte man sagen, dass der Besitzer einen nebenwirkungsfreien Lottosechser gemacht hat und seine Millionen verschenkte. Ich sehe beim Spazierengehen oft Hundehalter der Sorte „Ich lasse ihn rennen, weil er wieder so eine Freude hat und DAS IMMER SCHON SO GEMACHT HAT!".

„Wärmen Sie Ihr Tier wenigstens vor dem Toben durch einen zehnminütigen Spaziergang an der Leine auf", sage ich dann, aber die Botschaft kommt nie an.

„Aber er freut sich doch so!"

Bis er sich dann nicht mehr freut.

Ich bitte dich nun inständig, lass deinem dir anvertrauten Hund nicht sofort Librela® spritzen. Librela® ist die letzte Option vor der Regenbogenbrücke und nachdem du alle anderen Möglichkeiten der Schmerztherapie ausgeschöpft hast. Wenn NSAID, Ketamin, Prednisolon, Opioide oder Gabapentin und sämtliche hier angeführte Zusatzstoffe nicht mehr wirken, dann und nur dann denk über Librela® nach.

Vergiss bitte nicht: Russisches Roulette ist ein potenziell tödliches Glücksspiel, das mit einem Revolver gespielt wird. Ersetze Revolver durch Spritze und wähle weise.

Absolut nebenwirkungsfrei und wirklich hilfreich ist hingegen die Vermeidung von Übergewicht. Je leichter der Körper, desto weniger werden die Gelenke belastet.

Auch moderate Bewegung ist wichtig: tägliches Warmgehen an der Leine ist am gesündesten für die Gelenke, aber auch für den Darm und das Herz, denn wer rastet, rostet. Durch Bewegung gelangen Nährstoffe an den Knorpel, man spricht auch von „eingehen". Wichtig ist, die Gelenke dabei wenig zu belasten (keine Sprünge, kein Treppensteigen!), sich gleichmäßig zu bewegen (Leinenpflicht) und Erschütterungen zu vermeiden (keine Hetz- und Zerrspiele).

Bewegung ist kostenlos und hilft auch dem Menschen: ein hoher Cholesterinwert kann beim Säugetier durch kaum eine andere Maßnahme so schnell gesenkt werden – wenn der Zweibeiner nicht währenddessen Schokolade isst. Dass Schokolade für Hunde giftig ist, ist hoffentlich mittlerweile schon jedem Hundehalter bekannt und muss daher nicht extra erwähnt werden.

Das Herz ist ein Muskel. Muskeln wollen trainiert werden, um gut zu funktionieren. Schon mit einem zügigen Spaziergang von zehn Minuten stärkst du deinen Herzmuskel. Schenkst du deinem Körper auch noch ausreichend Schlaf, Coenzym Q, Folsäure, L-Carnitin und Weißdorn, wirst du lange ein gesundes Herz haben.

Was tust du für deine Gelenke und deine Herzgesundheit?

Was kannst du verbessern? Mach dir hier Notizen:

Psyche, Stress und Darm

Die Magen- und Darmgemeinschaft darfst du dir wie einen langen
Schlauch vorstellen, der in wunderschön leuchtende Stanniolfolie
eingewickelt ist. Ein Nervengeflecht aus zarten Fasern umhüllt
genau wie diese Folie den Magen und Darm von uns Säugetieren.
Die Nervenfasern leiten direkt und ungefiltert alle unsere Gedanken
und Gefühle vom Gehirn zum Darm. Siehst du einen Horrorfilm oder
liest du Nachrichten über gequälte Tiere in sozialen Netzwerken,
registriert dein Gehirn diese Informationen so, als wärst du direkt
vor Ort und würdest dabei zusehen. Es unterscheidet nicht zwischen
Phantasie und Realität! Dein Gehirn sendet die Information sofort
weiter an den Darm. Unangenehmes erreicht also direkt deine
Verdauungsorgane: „Etwas schlägt sich dir auf den Magen", „Dir
liegt ein Stein im Magen", „Dir läuft eine Laus über die Leber", „Dir
geht die Galle über". Aber es muss nicht immer Ärger sein, auch
Freude macht sich im Darm bemerkbar: „Vor Glück nichts essen
können", „Schmetterlinge im Bauch haben" - all das sind Antworten
deines Verdauungsschlauches auf das, was deine Augen
wahrnehmen, deine Ohren hören, dein Gehirn denkt und du fühlst.
Stress, Schlafmangel und zu wenig Bewegung führen auf direktem
Weg dazu, dass es deiner Verdauung schlecht geht. Durch
anhaltenden Stress verspannt sich dein Körper, die Nackenmuskeln
verhärten und die Wirbelsäule beginnt zu schmerzen. Dein Körper
nimmt eine Schonhaltung ein und du bewegst dich nur noch
vorsichtig, dadurch verspannt er sich noch mehr und so nimmt die
Geschichte unaufhaltsam ihren Lauf. Man braucht keine Studie, um
zu begreifen, dass eine angespannte Nacken- und Halsmuskulatur in
Erwartung des nächsten Leinenrucks, des nächsten Tritts in die
Flanke, des nächsten Herumgezerres am Halsband, den unzähligen
Selbststrangulationen durch ins Halsband springen und zu Boden

geworfen werden nicht nur psychische, sondern auch physisch dramatische Folgen auf das gesamte Nervengeflecht hat. Das gilt auch für den Zugstopp der Flexileine. Diese leider noch immer aktuelle Leinenkonstruktion kann durch die dünne Schnur schwere Verbrennungen bei Mensch und Tier verursachen, zudem kann der Hund verletzt werden, wenn einem der Plastikgriff versehentlich aus der Hand rutscht und dem Hund auf den Kopf fliegt. Zu allem Überdruss hat ein Hund an der Flexileine ständig das Gefühl zu ziehen. Geschädigt wird beim Hund dabei vor allem der Nervus vagus. Der Vagusnerv ist der 10. Hirnnerv und der Hauptnerv des Parasympathikus, der die Tätigkeit vieler innerer Organe reguliert. Wenn das Gehirn Stresshormone wie Cortisol und Noradrenalin ausschüttet, sendet es dabei ein Signal über den Nervus vagus, welches den Darm in den Stressmodus versetzt und die Darmwände durchlässiger macht. Dadurch gibt der Dickdarm mehr Wasser und Schleim ab und durch die Magen- und Darmschleimhaut fließt mehr Blut. Durch die nun nicht mehr intakte Schutzbarriere und die vermehrte Durchlässigkeit des Darms gelangen unverdaute Nahrungsbestandteile, Bakterien und Stoffwechselprodukte durch den Darm, anstatt vor Ort resorbiert oder ausgeschieden zu werden. Giftstoffe gelangen nun ungehindert direkt in den Körper und lösen dort Entzündungen aus, was unterschiedliche Krankheiten zu Folge hat. Oft wird wieder nur symptomatisch behandelt, obwohl die Ursache der zahlreichen Krankheitssymptome im Darm liegt. Durch eine erhöhte Durchlässigkeit der Darmschleimhaut, die winzige Löcher bekommt, (Leaky Gut Syndrom) können sich Entzündungen im ganzen Körper verbreiten.

Wurde die Darmflora durch Antibiotika, Krankheiten oder falsche Ernährung vorgeschädigt, wird das Mikrobiom gestört und die „schlechten" Darmbakterien übernehmen das Kommando, eine Fehlbesiedlung (Dysbiose) entsteht.

Symptome der Dysbiose:
Blähungen
Bauchweh
schleimiger Kot
Durchfall
Usachen für Dysbiose:
Chronischer Durchfall
Antibiotikagabe
Parasiten, Bakterien, Viren
Allergie
Nahrungsmittelunverträglichkeit
Stress
IBD (Inflammatory Bowel Disease, eine chronische Darmentzündung bei Hund und Katze unbekannter Ursache mit wiederkehrenden Schüben)
Pankreatitis (Bauchspeicheldrüsenentzündung)
Pankreasinsuffizienz (Bauchspeicheldrüseninsuffizienz)
Adipositas (Übergewicht)
Diabetes (Zuckerkrankheit)

Ursachen für das Leaky Gut:
Stress
Dysbiose
Chronische Durchfälle
Vergiftungen
Allergie
IBD
Autoimmunkrankheiten (darunter versteht man eine Fehlsteuerung des Immunsystems, das die eigenen Körperzellen angreift)

Symptome Leaky Gut:
Durchfall
Blähungen

Bauchweh
Reflux
Gastritis

Wie du erkennen kannst, sind die Symptome und Ursachen von gestörter Darmflora und löchrigem Darm ziemlich ähnlich! Oft hat der Hund viele Tierversuch-Therapien und Hexenküchenrezepte hinter sich bringen müssen, aber das Leaky Gut besteht leider immer noch.

Therapie des Leaky Gut:
Maßgeschneiderte Ernährung mit strikter Vermeidung aller Nahrungsmittelunverträglichkeiten verursachenden Futtermittel durch den Ausschluss-Test über mindestens sechs Wochen
Vermeiden von Allergenen (Trockenfutter, Fertigfutter, Getreide, Laktose)
Vermeiden von Stress
Kolostrum- und Kollagengabe
Gabe von Pankreasenzymen zum Futter
Aufbau der Darmflora durch Probiotika
Chlorella Alge Gabe
Vitamin B-Komplex Gabe
Manuka Honig Gabe

Das Vagus-Signal gilt auch für chronische Schmerzen. Bei chronischen Schmerzen steigt der Cortisolspiegel an und sendet Signale an den Vagusnerv. Dadurch werden die Darmwände durchlässiger, der Dickdarm gibt mehr Wasser und Schleim ab und durch die Magen- und Darmschleimhaut fließt mehr Blut. Der Arthroseschmerz beim Hund ist ein Schmerz, der in spätem Stadium zum Dauerschmerz wird und daher hat die Arthrose ebenfalls direkte Auswirkungen auf den Magen-Darm-Trakt.

Die Ergebnisse einer Studie am Uniklinikum Tübingen zeigten, dass man die Aktivität des Magen über eine Hirnstimulation ausgehend vom Ohr beeinflussen kann. „Die Schaltstelle zwischen Körper und Gehirn ist wichtig für unsere Gesundheit, da Veränderungen in der Wahrnehmung von körpereigenen Signalen häufig ein Merkmal von psychischen Störungen wie Depressionen oder Essstörungen sind", erklärte Studienleiter Kroemer.

Der Nervus vagus hat die Macht, auf unsere Gefässe einzuwirken; er ist zuständig für Erholung. Überwiegt seine Aktivität, ist dein Puls im grünen Bereich, deine Blutgefässe sind entspannt, dein Blutdruck normal. Das ist gut und wichtig, kann aber auch ins Extreme übergehen, wenn der Nervus vagus zu stark gereizt wird. Dann fällt der Blutdruck stark ab, der Pulsschlag wird niedrig und das Gehirn ist mit Sauerstoff unterversorgt, man wird ohnmächtig.

Der Vagusnerv wird überfordert durch:

Starken psychischen Stress
Langes Stillstehen
Erschrecken, Panik, Angst
Starke Schmerzen
Heftige Gefühlsausbrüche
Extreme Kälte

Der Vagusnerv ist im Körperinneren gut versteckt, läuft aber im Halsbereich oberflächlich direkt neben der Halsschlagader. Genau dort ist die Schwachstelle beim „Leinenruck"! Der Ruck schnürt nicht nur die Sauerstoffzufuhr zum Gehirn ab, er zerstört nicht nur Drüsengewebe der Ohrspeicheldrüse und der Schilddrüse, die dort völlig ungeschützt unter der Haut liegen, sondern er zerstört auch die Hals- und Brustwirbelsäule und verhindert die Blutzirkulation. Und er reizt den dort oberflächlichen Nervus vagus so stark, dass der Hund ohnmächtig wird! Der Volksmund nennt das auch Tod durch den Strang. Diese Methode setzt so mancher „Hundetrainer" als „Trainingsmassnahme" zur Züchtigung wildgewordener Bestien ein, ohne dass Herrchen und Frauchen Einspruch erheben und den menschlichen Trottel an Ort und Stelle mit der Leine verprügeln. Im Gegenteil, die Methode greift um sich wie die Pest. Genau wie der „Alphawurf", das Niederknebeln des geliebten besten Freundes, der sich in Todesangst in Rückenlage längst ergeben hat. Den Alphawurf führt Gevatter Wolf niemals in seinem Rudel durch. Er verwendet ihn, um einen eingedrungenen Feind zu töten.

Der Nervus vagus hat die wichtige Funktion, die Darmmotilität aufrecht zu erhalten. Ein gereizter Nervus vagus hat weitreichende Auswirkungen auf die Darmgesundheit. Ist die Darmflora, das Mikrobiom, durch Stress gestört, entstehen kleinste Entzündungen. Diese verursachen Verdauungsprobleme und Depressionen, weil diese kleinen chronischen Entzündungen den direkten Weg über die Darm-Hirn Achse ins Gehirn nehmen. Die Darm-Hirn-Achse ist nämlich keine Einbahnstraße! Dort verursachen sie einen Serotoninmangel, der Wohlfühlhormonspiegel sinkt. Depression und Aggression haben nun freie Bahn. Wird der Nervus vagus durch ständiges Herumgezerre am Hundehals gereizt, wurde der Grundstein für eine gestörte Psyche und psychosomatische Leiden des Hundes gelegt.

Der Mensch kann den Nervus vagus beruhigen, indem er mit den Fingern die Halsschlagader sanft entlangstreicht, die Ohrmuschelkante drückt, die Luft gezielt anhält und durch Akupressurpunkte den Vagusnerv wieder ins Gleichgewicht bringt. Ein Hund hat diese Möglichkeiten leider nicht und vor allem kann er nicht sagen, dass der Typ am anderen Ende der Leine, der gerade sehr schmerzhaft an seinem Hals herumzerrt, eine Zumutung für seinen Vagusnerv und damit auch für seine Darmgesundheit ist.

Du kannst die Ohrmuschelkante deines Hundes sehr sanft drücken und auch an dessen Halsschlagader entlangstreichen.

Hunde atmen gerne mit ihren Menschen synchron.
Es funktioniert bei allen Hunden, die auf einer Herzensebene mit ihren Menschen schwingen. Probiere es aus! Atme tief ein und aus und achte darauf, ob dein Hund auch hörbar ein- und ausatmet. Synchronatmen beruhigt den Vagus, noch mehr beruhigt ein gesunder, schlafender Hund. Und nichts macht mehr Stress als ein kranker Hund, der keinen Schlaf findet!

Gestresste, alte, demente, körperbehinderte und sehschwache Hunde schlafen besser, wenn man ihnen ein Nachtlicht anlässt. Da Hunde rotes Licht nicht sehen können und grünes meist gruselig finden, ist weißes oder blaues Licht die beste Wahl.

Nicht nur die Atmung lässt sich von Mensch zu Hund synchronisieren, gleiches gilt auch für die Stressübertragung und zwar von Mensch zu Hund, Hund zu Mensch, Hund zu Hund und Mensch zu Mensch, was Forschende des Exzellenzclusters Kollektives Verhalten der Uni Konstanz nachwiesen.
Mäuse, die mit gestressten Artgenossen zusammenleben, wiesen erhöhte Cortisolwerte auf, waren zurückhaltender und vorsichtiger, während nicht gestresste Artgenossen mutiger, neugieriger und erkundungsfreudiger waren. Durch Stress fand eine physiologische Synchronisation zwischen den Gruppenmitgliedern statt.
Auch in der Reittherapie nähert sich die Herzfrequenzvariabilität von Reiter und Pferd während der Interaktion und über den Therapieverlauf hinweg immer mehr an. Ein ruhiges Pferd macht auch den Reiter ruhig.

Wenn Du einen unsicheren gestressten Hund hast, dem sich alles auf den Magen und Darm schlägt (und erst recht deine eigene, getrübte Stimmung!), dann denke bitte stets daran, dass es wichtiger ist, einem traumatisierten Tier eine Insel der Sicherheit zu schaffen, anstatt es absichtlich mit einem Trauma zu konfrontieren. Wer selbst nie etwas Traumatisches erlebt hat weiß nicht wie schrecklich so ein Flashback sein kann. Meist sind Menschen mit PTBS (Posttraumatischen Belastungsstörungen) sogar schon mit ganz normalen Alltagshandlungen völlig überfordert, was Menschen mit halbwegs heiler, heller Psyche nicht nachvollziehen können. Einem traumatisierten Hund geht es ebenso und der wird dann noch mit Radfahren, Agility oder Hundewiese ausgepowert, anstatt ihm Ruhe, Sicherheit und Rückzug zu bieten.

Ein Trauma kann nur geheilt werden, wenn das Limbische System (der Gehirnteil, der für Antrieb, Lernen, Gedächtnis, Emotionen, Nahrungsaufnahme, Verdauung und Fortpflanzung zuständig ist) wieder in der Lage ist, sein defektes Alarmsystem zu reparieren. Das gelingt bei Hunden nur, indem sie sich sicher fühlen können. Sicher und beschützt durch ihre Menschen, die sofort einspringen, wenn sie in alte Muster der Panik verfallen. CBD-Öl wirkt in der Stress- und Traumabewältigung beruhigend. Traumatisierte Hunde brauchen Menschen, die Veränderungen im Verhalten des Tieres erkennen und ihren vierbeinigen Freund augenblicklich aus der Situation herausnehmen können, bevor es zu einem Flashback kommt. Selbst wenn es peinlich, laut oder gefährlich ist! Stress erkennt der Hundehalter, indem er die Hand an die linke, untere Brustwand seines Hundes hält. Wenn die Herzfrequenz rapide steigt, steigt auch der Stresspegel. Meist hechelt der Hund, dreht sich im Kreis oder springt in die Leine, hat erweiterte Pupillen und sendet Beschwichtigungssignale oder Übersprungshandlungen ohne Ende – die jedoch vom Halter weder erkannt noch beachtet werden.

Missbrauch und Misshandlungen sind nicht die einzigen Ursachen für Stress. Wenn der Halter falsch kommuniziert oder selbst traumatisiert ist, kann er einem anderen Säugetier weder die nötige Sicherheit noch ausreichend Geborgenheit und Schutz bieten, er verhält sich oft widersprüchlich. Geborgenheit und Schutz braucht aber jedes Säugetier. Ohne positive zwischenmenschliche Kontakte, ohne Dialog, Austausch und Kommunikation kann der Hippocampus (der Teil des Limbischen Systems, der für das Gedächtnis zuständig ist) keine neuen Nervenzellen bilden und ohne diese Neubildung verlieren wir nach und nach an Gehirnleistung, Gedächtnisleistung und Kreativität. Hunde können dann weder neue Dinge lernen noch bei Bedarf abrufen, weil das Gedächtnis nicht funktioniert. So entstehen Leinenrambos, schwierige Hunde und vermeintlich bissige Hunde. Hunde, die nach maximal zwei Wochen das neue Heim am besten gestern wieder verlassen müssen, weil man nicht mit ihnen klarkommt und es auch gar nicht versucht hat. Was stresst deinen Hund besonders? Und was stresst dich dabei?

Der negative Einfluss von Stress gilt ganz besonders für die Grauzone der Hundeerziehung, die einen massiven Einfluss auf den sensiblen Magen-Darmtrakt hat. Bedenke bitte, dass der Berufstitel „Hundetrainer" kein geschützter Begriff ist. Jeder kann sich so nennen. Der Beruf des „Tierheilers" kann in Österreich sogar wegen Kurpfuscherei belangt werden. Irregeführt von einem unüberschaubaren Markt an Gauklern und Scharlatanen, glaubt vor allem der Ersthundehalter alles, was irgendwer irgendwo verkündet. Ohne zu hinterfragen wird nachgemacht, was im Fernsehen glorifiziert wird. Egal wie gewaltverherrlichend die Abrichtemethoden auch sein mögen, man unterwirft sein Tier mit tierschutzwidrigen Folterinstrumente wie Kettenwürger, Stromstössen, Nasenhalti oder mittels Futterentzug und Boxenhaltung. Futter ist ein Grundrecht jeden Säugetieres, es dient nicht zur Erziehung. Essen und Trinken sind lebenserhaltende Dinge, die man niemals als Instrumente einsetzten darf. Betroffene Hunde leiden seit Welpenalter an Gastritis, Magengeschwüren, Reizdarm, IBD, Pankreatis und Allergien. Sie haben Fellprobleme, Hautprobleme, Verhaltensprobleme und sind chronisch erschöpfte, körperlich und geistig ausgebrannte, schwer traumatisierte willenlose Hüllen, die mit gesenktem Kopf neben dem Menschendiktator herschleichen, ängstlich bei jeder Bewegung zusammenzucken und sinnose Kommandos ausführen, ohne sie zu hinterfragen.

Viele Hunde reagieren so aggresssiv auf andere Lebewesen, weil ihr Cortisolspiegel durch den täglichen Stress von Seiten des Halters ständig hochgehalten wird. Kommt der Hund, wenn er viel Glück hat, auf einen besseren Platz, dauert es oft mehrere Jahre, bis die Stresshormone wieder Werte im Normalbereich annehmen!

Über die Stressachse, deren Aktivierungskette vom Zwischenhirn über die Hirnanhangsdrüse zu den Nebennieren reicht, werden Adrenalin (das Stresshormon für „Flucht- oder Kampfreaktionen), Noradrenalin (aktivierender Neurotransmitter des sympathischen Nervensystems) und Cortisol von der Nebennierenrinde freigesetzt. Dadurch wird der gesamte Organismus bei Furcht und Schrecken oder Gefahr für Leib und Leben in erhöhte Alarmbereitschaft versetzt, was Angriff oder Flucht ermöglicht. Gleichzeitig steigen Blutzuckerspiegel, Herzfrequenz und Blutdruck an. Hält dieser aktivierte Zustand länger als nötig an und wird chronisch, sind die Folgen für den überlasteten Körper gravierend. Betroffene Säugetiere leiden an Magen-Darmproblemen, Muskelschwäche, erhöhter Reizbarkeit, Schlafstörungen, Hemmung der Geschlechtshormone Progersteron und Östrogen mit damit verbundenen Fruchtbarkeitsstörungen, Panikattacken, Depressionen, Ruhelosigkeit, Gedächtnisstörungen und Verhaltensstörungen. Infektionen, Wundheilungsstörungen und das Entstehen von Krebs werden durch das vom Cortisol lahmgelegte

Immunsystem begünstigt, zudem wirkt sich zu viel Cortisol negativ auf den Stoffwechsel aus und fördert die Einlagerung von ungesundem Bauchfett, was wiederum die Entstehung von Herz-Kreislaufkrankheiten begünstigt.

Weil die Psyche so radikal auf den Darm wirkt, reagieren besonders hochsensible, ängstliche und traumatisierte Hunde unter Stresseinfluss mit schweren Magen-Darm-Störungen. Wiederkehrende Durchfälle und Erbrechen stehen für diese Tiere auf der Tagesordnung. Am Futter liegt es nicht, sagt der Halter, was kann es dann sein?

Es liegt am Stress. Die Gesetze der Psychosomatik gelten für alle Säugetiere und chronischer Stress ist der Gesundheitskiller schlechthin. Nichts ist so toxisch wie eine ständig erhöhte Alarmbereitschaft!

Dass von chronischem Stress sogar die Augengesundheit betroffen ist, darüber gibt die Managerkrankheit Auskunft. Eingeschränktes Sehvermögen, dunkle Flecken im Gesichtsfeld, extrem trockene und gereizte Augen, Blinzeln, Lidkrämpfe und tränende Augen sind die typischen Symptome der RCS-Sehstörung, die psychosomatisch bedingt ist. Bei der RCS, der Retinopathia centralis serosa oder Managerkankheit, hebt sich die Netzhaut im Zentrum, wodurch Flüssigkeit unter die Netzhaut gelangt, was die genannten Symptome inklusive Kopfschmerzen verursacht. Auslösend für RCS ist ein zu hoher Cortisolspiegel, der die Blutgefässe in der Aderhaut brüchig werden lässt und dadurch den Wassereinbruch ermöglicht. Auch Säugetiere mit Angststörungen und Panikattacken sind davon betroffen. Die Krankheit heilt nach Wochen oder Monaten spontan ab, wenn der Stress reduziert wird, andern falls hilft nur eine Lasertherapie.

Stress steuert die Hormone und der Darm steuert das Gehirn. Dafür spricht auch die Tatsache, dass mehr Nervenbahnen vom Darm in Richtung Gehirn ziehen als umgekehrt. Es befinden sich auch die

gleichen Neurotransmitter im Darm wie im Gehirn, nämlich
Serotonin (reguliert Stimmung, Appetit und Schlaf) und Dopamin
(reguliert Vergnügen, Motivation und Denken).

Der Darm beherbergt 80 Prozent aller Abwehrzellen, die das
Immunsystem steuern. Man findet im gesamten Magen-Darm-Trakt
diffuse Ansammlungen von Lymphozyten oder lockere Verbände
von Lymphfollikeln. Es liegt auf der Hand, dass nichts so sehr die
Gesundheit des Darmes so nachhaltig schädigt wie chronischer
Stress. Ein Aufbau der Darmflora durch Probiotika und die
Reduzierung von Stress gehen Hand in Hand mit absoluter
Vertrauenswürdigkeit des Halters in jeder für den Hund
unangenehmen Situation.
Sei ein Freund.
Wie reagierst du, wenn du gestresst bist?

Trauma und Darm

Traumata sind so vielfältig wie das Leben und all die dramatischen Situationen, denen wir manchmal ungefiltert ausgesetzt sind. Was für ein Säugetier traumatisch ist, kann für ein anderes völlig unbedeutend sein. Die Müllabfuhr war für Kleinen Wolf bis an sein Lebensende ein rotes Tuch, während Felicita nicht mal mit der Wimper zuckt, wenn der Müllwagen direkt an uns vorbeidonnert. Weil unsere Hunde leider nicht sprechen können und 90 Prozent der Menschen Hunde nicht lesen können, ist das Desaster vorprogrammiert.

Traumata und Reizdarm sind eng miteinander verwandt, weil die Gehirnnerven so eng mit den Darmnerven verbunden sind. Studien belegten, dass traumatische Kindheitserlebnisse eine Reizdarmentstehung fördern. Normalerweise werden stark traumatisierende Reize nicht ungefiltert an das Gehirn geleitet. Sind die Nerven aber durch Stress und Trauma überreizt, funktioniert ihre Filtertätigkeit nicht mehr. Bei hochsensiblen Säugetieren werden zusätzlich alle äußeren Einflüsse immer ungefiltert aufgenommen, sie können nicht ausgeblendet werden. Das macht einen Reizdarm mit Bauchschmerzen, Blähungen und Durchfall geradezu vorhersehbar.

Im Dezember 2019 war mir nicht bewusst, dass mich der Verlust von Kleinem Wolf schwer traumatisiert hat. Er traf mich schlimmer als die Verluste der vorherigen drei Hunde. Diesmal war es anders, schwerer zu verarbeiten. Ich wollte nach Kleinem Wolf, der in vielerlei Hinsicht nicht pflegeleicht war und mich acht Jahre lang besser als die Dementoren in Askaban von der menschlichen Spezies abgesondert hat, nie wieder in eine Situation des totalen Freiheitsverlustes und des Kontrollverlustes kommen. Daher wollte ich auch keinen Hund mehr, nie wieder sollte mir jemand meine Freiheit rauben können. Gerade als ich in Gedanken schon sehr weit

81

fort war, trat Felicita in mein Leben. Ich schloss die Türe zur Freiheit wieder und blieb zuhause. Mir war nicht bewusst, dass die Neue viel zu schnell kam. Trauer kann sehr lange oder nur ganz kurz dauern, aber Trauer mit Trauma und Drama dauert gefühlt ewig. Ich war nicht bereit für einen neuen schwierigen Hund, aber dann dachte ich, ich wäre dadurch schneller über Kleinen Wolf hinweg. Falsch gedacht. Ich bin es bis heute nicht und ich habe bis heute ein schlechtes Gewissen, weil ich Kleinem Wolf versprochen habe, dass nach ihm keiner mehr kommt. Ein schlechtes Gewissen habe ich auch Felicita gegenüber, weil ich mir manchmal recht hilflos vorkomme, wenn sie wieder eine neue Krankheit auspackt. Dann werde ich rebellisch, hasse mich und mache sie verantwortlich für mein Desaster, obwohl sie doch die arme Kranke ist und ich nur der überforderte, durch chronischen Schlafmangel auf einem viel zu engen Matratzenlager im unteren Stockwerk gezeichnete alte Griesgram, der alles verwünscht, was er einmal unendlich vermissen wird. Nach Felicita wird es keinen neuen Hund mehr für mich geben. Das macht mich sehr traurig, denn ich werde einsam sterben, was aber immer noch besser ist, als einen trauernden Hund nach meinem Tod alleine bei irgendjemandem zurückzulassen. Ganz ehrlich, ich bin zu müde und zu ausgelaugt für ein neues Drama.

Wie sehr mich der Tod meines Kleinen mitnahm merkte ich erst, als ich die Nerven völlig wegschmiss. Felicita kam und eine neue Seuche zog mit ihr ins Land. Der erste Lockdown und ein kranker neuer Hund waren zwei Trigger, die bei mir punktgenau ins Schwarze trafen. Der Verlust der eben erst wiedergewonnenen Freiheit und dann auch noch zusätzlich Ausgangssperre und Impfpflicht, die Menschen da draußen plötzlich toxisch und kein Plan B in Sicht - ich kapitulierte und verlor mein Gedächtnis.

Ich saß da, blickte auf meinen kranken Hund, fing an zu zittern und konnte mich von einer Sekunde auf die andere an nichts mehr erinnern. Ich wusste nicht mehr, was zu tun war. Ich, der über Jahrzehnte erfahrene Tierarzt, war zu einem Menschen ohne jegliche veterinärmedizinische Kenntnis mutiert, von einer Sekunde auf die andere bar jeden Wissens um tierärztliche Hilfestellung. Dieses Szenario war so unvorstellbar wie die Ausgangssperre, die toten Straßen, die Schlacht ums Klopapier, die zugesperrten Geschäfte und die leeren Kinderspielplätze. Die Situation versetzte mich dermaßen in Panik, dass ich fast kollabierte. Mein Herz raste. Ich bekam keine Luft mehr. Ich stand bewegungsunfähig und wie gelähmt da, hielt das Mobiltelefon in der zitternden Hand, rief die befreundete Kollegin an und schilderte laut schreiend die Symptome meines Hundes. Sie erkannte den Ernst der Lage und sagte: „Ferry, dein Hund wird nicht sterben. Beruhige dich wieder, das ist nicht Kleiner Wolf. Felicita wird heute nicht sterben."

Sie starb natürlich nicht. Ich dachte trotzdem, dass sie sterben würde. Ich war felsenfest davon überzeugt, richtig besessen von dem Gedanken! Kleiner Wolf hatte mich verlassen. Alle starben draußen an Corona, drinnen würde meine Felicita sterben. Mehr konnte ich nicht denken, nur immer wieder diesen Satz: Sie wird sterben. Blankes Grauen machte sich in meinem völlig lahmgelegten Gehirn breit. Alles, wirklich alles, was ich jemals in meinem Studium und in langen Praxisjahren gelernt oder getan hatte, war wie weggefegt. Da war er, der Moment, der auch noch Wochen oder Monate nach einem Trauma auftreten konnte. Amnesie und Dissoziation gepaart mit einem Flashback-Zustand der Schutzsuche, dem Polyvagalen Shutdown, bei dem es nur ums nackte Überleben geht. Ein Verstehen oder Verändern so einer Situation ist in diesem Moment nicht möglich. Das Autonome Nervensystem beeinflusst, wie wir mit anderen Menschen in Verbindung treten können. Beim Polyvagalen Shutdown steigt man die Stufen bis in den Keller der Psyche hinab und ist nicht mehr ansprechbar. Das Trauma, das irgendwann erlebt wurde, meldet sich zurück, der Körper entfernt sich vom Zustand der Verbundenheit mit sich selbst und allen Lebewesen hin zum Zustand der Schutzsuche, bei dem es ums Überleben geht. In diesem Moment blendet man die Wirklichkeit völlig aus, weil das grauenhafte Erlebnis einen wieder einholt und zwar mit voller Härte. Man kann nicht mehr mit anderen Säugetieren agieren, wenn man nicht über genügend Resilienz verfügt, um wieder in die Reaktionsfähigkeit zurückzukehren. Man ist gefangen in seiner ganz persönlichen Todesangst.

Es gibt in so einer Situation der Starre und der totalen Panik exakt zwei Möglichkeiten. Man flieht, solange das Sympathische Nervensystem eine Mobilisierung ermöglicht. Hier kann man sich noch aktiv entscheiden zwischen kämpfen und weglaufen. Ist beides nicht möglich, erstarrt man in seinem Schrecken. Man kann nicht mehr denken oder handeln. Man ist die Angst.

Es handelt sich bei so einem Zustand um eine tatsächlich lebensbedrohliche Situation, die im totalen Kollaps enden kann, beim Tier wie bei Menschen. Herzinfarkt und Schlaganfall sind möglich. Posttraumatische Reaktionen schränken die Fähigkeit zur Wahrnehmung völlig ein, man erkennt nicht, dass die Situation eigentlich gar nicht so schlimm ist.

Felicita wird sterben, dachte ich immerzu. Genau wie Kleiner Wolf würde auch sie nun sterben. Mein autonomer Zustand zeigte mir die höchste Gefahr wieder an, die ich vor einigen Wochen mit meinem alten Hund erlebt hatte. Ich konnte Kleinen Wolf nicht retten, er starb. Ich konnte nun offensichtlich auch den neuen Hund nicht retten, konnte nicht einfach weglaufen und ich konnte auch nichts Hilfreiches tun, da mein Gedächtnis irgendwo auf Eis lag und ich keinen Zugriff mehr hatte. Dank fehlender Resilienz und jahrelang vorhergegangener chronischer Erschöpfung meines Körpers und meines Gemüts war mein Autonomes Nervensystem nun in diesem bedauerlich desolaten Zustand, in dem es sich nicht mehr selbst regulieren konnte. Ich konnte rein gar nichts dagegen tun.

Posttraumatische Gedächtnislücken reichen von wenigen Minuten bis zu Jahrzehnten. Emotional besonders belastende Ereignisse lösen manchmal eine „Dissoziative Fugue" aus; der Betroffene steht dann plötzlich neben sich und kann sich später nicht mehr daran erinnern. Ich hatte die ersten paar Wochen nach dem Tod meines Hundes in keiner Weise in Erinnerung, hätte aber nie gedacht, dass mich das Problem des Gedächtnisverlustes Wochen später noch auf so fatale und gravierende Weise einholen würde. Ich war hilflos und hatte jegliche Kontrolle über mein Leben verloren, wollte die Wirklichkeit nicht mehr sehen, konnte sie nicht mehr ertragen.

Ich war verzweifelt und wir waren immer noch mitten im ersten Lockdown, Felicita nicht transportfähig und mein tierärztlicher Intelligenzlevel dank Amnesie unter null, die Veterinärmedizinische Universität geschlossen und die tierärztlichen Kollegen mit coronabedingtem Hausbesuchsverbot belegt. Und in Felicitas dorsaler 3,9mm dicken Magenwand präsentierte sich craniodorsal ein 3cm langer Bereich mit hochgradig verdickter Magenwand (8,1mm) ohne erkennbare Schichtung, der da nicht hingehörte. Ein beginnendes Magengeschwür also. Die abdominalen Lymphknoten waren geringgradig vergrößert und reaktiv. Im aufgeblähten Darm mit einer Wanddicke von 4mm befanden sich hyperechogene Stippchen, die Leber entsprach einer chronischen Hepatopathie (Lebererkrankung) und die Bauchspeicheldrüse war in Folge der Magen-Darm-Entzündung ebenfalls reaktiv mitentzündet.
Das erklärte die immer wiederkehrende Übelkeit, das Erbrechen, das Zischen und Gurgeln, die Blähungen, den Schleim auf dem Kot und den Durchfall.

Ein sehr langer Weg lag vor uns, aber das wusste ich zu diesem Zeitpunkt noch nicht. Unwissenheit kann auch manchmal ein Glück sein, sonst hätte ich vielleicht noch mehr an mir gezweifelt. Was ich aber genau wusste war, wie sich diese traumatische Situation auf meinen eigenen Magen-Darm-Trakt auswirkte. Er zischte, er brodelte, er gurgelte. Ich hatte Magenschmerzen, chronischen Durchfall, keinen Appetit und verlor sehr schnell an Gewicht. Ich wurde aggressiv, schlaflos, depressiv, unleidlich, zornig, zog mich zurück, beantwortete keine Mails mehr und ging nicht mehr ans Telefon. Rückzug auf allen Ebenen, ich erkannte mich selbst nicht wieder. Die kleinste Kleinigkeit konnte mich völlig aus dem Konzept werfen und Dinge, die ich früher nicht einmal bemerkt hätte, reichten aus, um aus mir einen herumbrüllenden Psychopathen zu machen. Ich war geschockt über mein Benehmen, konnte es aber weder verhindern noch genau erklären. Wieder einmal stand ich da und war den Gezeiten hilflos ausgeliefert. Kontrollverlust ist nicht schön. Und erst jetzt begann ich zu verstehen, wieso Kleiner Wolf sich so benahm, als er mir damals in dieser eiskalten Winternacht von fremden blutenden Händen an einem Strick überreicht wurde. Es ging ihm wie mir. Er war fertig mit der Welt, fertig mit den Menschen. Er wollte nichts außer Ruhe und Frieden und konnte beides nicht finden. Er fand brutale Zweibeiner, die ihn schlugen und ihn im Garten alleine an der Kette zurückließen, als sie auszogen. Dieses Schicksal widerfuhr ihm gleich zweimal und dann saß er auch noch vier lange Jahre Einzelhaft in einem Ostblockzwinger ab, weggesperrt in der Kälte der ungarischen Pampa. Er hat das alles überlebt, er war äußerlich stark, aber innerlich war er ein kleines verletztes enttäuschtes Hundekind, das vergeblich nach Liebe und Halt suchte und beides nie fand. Er hat dennoch nie aufgegeben und auch nie das Vertrauen in Menschen verloren. Alle Hunde sehnen sich nach Liebe und Halt. Auch alle Menschen. Nach vielen Enttäuschungen geben die meisten dann auf. Nicht mein Kleiner Wolf! Dennoch kam er erst nach vielen

Monaten zur Ruhe. Seine Stärke wurde meine Stärke, er gab mir Sicherheit und Schutz, während ich ihm dafür gutes Futter und Frieden bot. Mit seinem Tod verschwand plötzlich alles, was wichtig und richtig war: die Stärke, die Ruhe, die Kraft. Ich war schutzlos, verloren und wieder mutterseelenallein zwischen Menschen, die mir nichts bedeuteten. Das Loch in meinem Herzen war riesig. Es war ein Krater, ein Meteoriteneinschlag. Das Loch wird immer riesig bleiben. Noch heute sehe ich seine bernsteinfarbenen Augen, wenn ich in den Rückspiegel blicke. Er liebte sein Auto und unsere Ackerausflüge mit Zuckerrübensuchen, Hasenjagen und sehr viel Groaaaaggggrr. Felicita hasst jedes Auto. Manchmal habe ich das Gefühl, als hätte er mir Felicita geschickt, um mir zu zeigen, wie leicht ich es mit ihm hatte, obwohl ich mich so oft beschwerte. Alles war so einfach. Jetzt ist alles so schwer und jeder Handgriff muss sitzen, um Felicita das Leben zu ermöglichen, das sie verdient. Vielleicht meidet Felicita auch deshalb das Auto, weil Kleiner Wolf dort immer noch sehr präsent ist. Das Auto war unser Ding, und zwar nur unseres. Das Auto wird nicht geteilt! Aber das ist dann schon eine andere, eine esoterische Geschichte.

Ein unbehandeltes Trauma nimmt körperliche Gestalt an. Es kommt als Stressmagen, Stressdarm, Gastritis, Enteritis, Colitis, IBD und in weiterer Folge zieht der Rattenschwanz auch häufig die Pankreatitis und die Arthrose mit sich. Es endet so lange nicht, bis man erkennt, dass man Hilfe braucht, diese Hilfe auch annimmt und alles tut, um wieder gesund zu werden. Da unsere Hunde leider nicht sagen können, was sie alles erlebt haben (ich möchte es auch gar nicht wissen, da ich sonst losziehen und zum Massenmörder werden müsste), musst du herausfinden, was deinen Hund stresst und was ihn traumatisiert hat. Dann musst du alles tun, um ihm die Ruhe und Kraft zu geben, aus dieser Situation wieder herauszufinden. Das ist nicht einfach und es geht auch nicht schnell. Es erfordert all deine Kraft, dein Geld, deine totale Aufmerksamkeit, dein

Einfühlungsvermögen und deine Ausdauer. Oft wird er einen winzigen Schritt nach vorne machen und dafür zehn zurück. Noch öfter wirst du verzweifelt sein und dich alleine und hilflos fühlen. Dein Hund wird dich nicht schlafen lassen, weil er selbst nicht schlafen kann. Nachts wird dein Hund oft hochschrecken oder schlecht träumen. Deine Aufgabe ist es, ihn sanft aufzuwecken, wenn er im Schlaf jault, winselt oder bellt. Tröste ihn, wenn er erschreckt auffährt. Denn der Schlaf hilft nicht beim Verarbeiten von traumatischen Erlebnissen, im Gegenteil, er verstärkt sie sogar. Die REM-Phasen werden weniger, der Schlaf ist nicht erholsam. Die Schlafphasen verschieben sich. Weil ein schlafendes Säugetier angreifbar ist, schläft es nicht und wenn, nur ganz leicht. Der gestörte Schlaf ist nicht nur eine Folge der PTBS, sondern kann diese auch mitbegünstigen. Chronisch traumatisierte Hunde brauchen Schutz vor einer Traumawiederholung und jemand, der den Trigger erkennt und vermeidet.

Hilfsmitte zur Stressbekämpfung:
CBD-Öl 5 oder 10% für kleine und große Hunde
Adaptil®-Halsband für kleine und große Hunde
Baldrian (cave Magen!) Tropfen ohne Alkohol
Vitamin B-Komplex (Nervennahrung)
Akupressur
Gesunde Ernährung

In einer Studie des Brigham and Women's Hospital und der Chan School of Public Health (USA) über den Zusammenhang zwischen PTBS, Ernährung und dem Darmmikrobiom fand man heraus, dass (menschliche) Teilnehmer, die sich nach dem Vorbild der Mittelmeerdiät ernährten, weniger PTBS-Symptome zeigten. Ernährung und Traumatherapie ergänzen einander optimal.

Niederschmetternde Nachrichten und Stress erhöhen nicht nur den Cortisolspiegel, den Amylasewert (Amylase ist ein Enzym, das Zucker aufspaltet und ein Blutrichtwert für die Entzündung der Bauchspeicheldrüse) sowie die Adrenalinausschüttung, ständige negative Aktivität erhöht zudem den Blutdruck, der Blutzuckerwert steigt, Prozesse, die Entzündungen fördern, kommen in Gang und das neuronale Netzwerk gerät völlig aus dem Gleichgewicht. Langanhaltender Stress kann die Gehirnstruktur verändern. Die Amygdala, auch Mandelkern genannt, ist eine paarig angelegte Gehirnstruktur des limbischen Systems und die Hüterin der Emotionen. Sie kann Angstgefühle bei chronischem Stress nicht mehr regeln, der Präfrontale Kortex schrumpft und ist somit ebenfalls nicht mehr hilfreich bei der Gefühlsregulation. Das Gehirn schaltet irgendwann auf Abwehr oder Pause, wenn sich die schon viel zu lange andauernden aufgestauten, stressbedingten Gefühle der Hilflosigkeit und der grenzenlosen Überforderung verstärken. Im überlasteten Gehirn mischen sich Wut und Angst mit Trauer und die Abwärtsspirale der sich gegenseitig verstärkenden Faktoren beginnt sich zu drehen. Immer mehr körperliche Krankheitssymptome kommen ans Tageslicht, psychische Störungen sind vorprogrammiert. Ganz genau diese Ereignisse passieren auch im Gehirn unserer Hunde.

Stress ist ein fantastischer Trigger bei im Körper schlummernden Beschwerden - bestehende, aber sonst gut unter Kontrolle gehaltene Krankheiten wie zum Beispiel Bandscheibenvorfälle oder generalisierte Rückenschmerzen werden schlagartig wieder akut. Schlafenden Herpesviren erwachen. Hört der Stress plötzlich auf, wird es noch schlimmer, wie Nachwehen gebiert man Symptom für Symptom. So eine PTBS kann zwar unmittelbar nach einem Trauma auftreten, sie kann einem aber auch zeitlich verzögert in den Rücken fallen. In manchen Fällen vergehen sogar Jahrzehnte bis zum Auftreten der Symptome. Der Verlauf körperlicher entzündlicher und degenerativer Erkrankungen wie Rheuma oder Arthritis kann durch eine PTBS negativ beeinflusst werden, die Depressionsneigung steigt an.

Die neuesten Erkenntnisse aus der genetischen Psychologie beweisen, dass negative Erfahrungen und Stress Spuren in menschlichen Genen hinterlassen. 2022 fand man am Max-Planck-Institut heraus, dass durch DNA-Methylierung DNA-Moleküle verändert werden und daraus psychische Krankheiten mit dauerhafter Fehlregulation des Stresshormonsystems entstehen können. Umwelteinflüsse wie Familie, Sport, Diät oder schlechte Ernährung spielen in der Vorgeschichte des Patienten ebenfalls eine Rolle, ob ein Trauma zum Trigger für psychische Erkrankungen wird - aber nicht zwingend werden muss. All diese Erkenntnisse aus der Humanmedizin treffen bis ins kleinste Detail auch auf unsere Hunde zu.

Alle PTBS-Symptome sind eins zu eins auf unsere Hunde umsetzbar! Wenn traumatisierte und gestresste Hunde in ihrem neuen Zuhause ankommen, halten sie erst mal völlig erstarrt still.

Sie bellen nicht, sie spielen nicht. Das ist logisch, denn wenn das Autonome Nervensystem ganz auf Schutz fokussiert ist, wäre Spiel lebensgefährlich. Da Freude und Spiel ganz eng miteinander verbunden sind, ist der, der sich nicht spielen traut, auch immer ein wenig traurig. Sie fressen schlecht oder sie teilen ihr Fressen nicht. Sie haben Durchfall, weil der Stress ihr Mikrobiom zerstört hat. Sie erbrechen, weil der Stress ihre Magensäure überschwappen lässt. Sie trauen sich nicht aus ihrem Versteck, sie können nicht über Stiegen gehen, sie versuchen zu fliehen. Sie fühlen sich keineswegs sicher und geborgen, denn für sie bist du bloß der nächste Feind, der nach ihrem Leben trachtet.

Du bekommst keinen Vertrauensvorschuss, weil sie nichts mehr geben können. Ihr Vertrauen musst du erst gewinnen. Zuverlässig musst du sein und Geduld musst du haben. Bedenke bitte, dass alles im Leben seine Zeit braucht. Vor allem nach Hause kommen.

Die Dreier-Regel besagt: Der Hund braucht drei Tage, um sich zu orientieren, drei Wochen, um sich an die neuen Abläufe zu gewöhnen und drei Monate, um sich halbwegs sicher zu fühlen.

Sei geduldig, gib niemals auf.
Gib alles!
Aber gib dich nicht selbst.
Was kannst du heute für dich tun?

Hochsensibilität und Darm

Stell dir vor, du gibst deinem kranken Hund ein vom Tierarzt verordnetes Medikament und es geht ihm danach schlechter als zuvor.

Das kommt dir bekannt vor? Mir leider auch.

Hochsensible Menschen sind vermehrt hypersensibel und ihr Körper spricht schon bei viel geringerer Dosis an als der im Beipacktext angeführten. Oft vertragen sie Medikamente überhaupt nicht, während weniger sensible Menschen sich damit jahrelang ohne die geringste Nebenwirkung volle Kanne zudröhnen können.

Ich habe seit Kindesbeinen an eine Hypersensibilität gegen bestimmte Medikamente oder Nahrungsmittel, das liegt unter anderem an meiner eigenen Hochsensibilität. Die Hochsensibilität ist Fluch und Segen zugleich, man kann sie weder erwerben noch abstellen, sie ist angeboren und wird oft von einer Generation zur nächsten weitergegeben.

Felicita ist hochsensibel und es gibt kaum ein Medikament aus der klassischen Schulmedizin, das sie ohne Probleme verträgt und wenn, dann spricht sie bereits auf minimalistische Unterdosierungen an.

Auf Tetrazykline (Breitbandantibiotikum) reagiert sie sofort mit Erbrechen, Durchfall und einer erst Wochen später auftretenden Entzündung der Bauchspeicheldrüse. Die Bauchspeicheldrüse ist so heimtückisch, dass sie nicht immer gleich reagiert. Sie lässt sich gerne Zeit. Oft tritt ein Schub erst Tage oder Wochen nach der beendeten Therapie auf und wird deshalb nicht mehr der Antibiotikagabe zugeordnet. Dennoch haben die Tabletten die Drüse gereizt und es dauert lange, die Prinzessin unter den Drüsen wieder zu beruhigen.

Felicita verträgt auch kein Metronidazol (Antibiotikum, das gegen Bakterien wirkt, die ohne Sauerstoff wachsen).

Ich erinnere mich deutlich an die ersten Wochen nach ihrem Einzug, wo mir noch nicht klar war, was ich da an Land gezogen hatte. Ein Kollege, den ich früher gerne als sehr guten Tierarzt weiterempfahl, riet mir mit strengem Blick zu einer Höchstdosis Metronidazol, als ich ihn mitten im Lockdown um einen Giardien-Test (Giardien sind einzellige Dünndarmparasiten) bat und ihm zeitgleich ein Foto vom blutigen Stuhl meines Hundes vor die Nase hielt. („Hohä Dosiss und langäää Gabähh, sonnnst wirrd äs nicht wirrrkän, Färry, weil du immmär unterrrdosierssst!") Viele Kollegen, die sich selbst für den einzig wahren Gott in Weiß halten, ziehen ihre eigene, eingefahrene Therapie durch, egal was man ihnen über den Patienten erzählt. So auch dieser. Es gibt für ihn immer nur Antibiotika und Kortison und auch menschlich-hundisch-empathisch ist er eine klassische Nullnummer. Einen Giardien-Schnelltest kannst du übrigens auch bei Amazon kaufen. Er kostet um die Hälfte weniger als beim Veterinär und funktioniert so einfach wie ein Covid-Test.

Nach dem dritten Metronidazol-Tag war zwar das Blut im Stuhl weg, aber das Pankreas rebellierte hochgradig gereizt und der Magen wollte sich überhaupt nicht mehr beruhigen. Ich musste alle Mittel aufbieten, um den armen Hund wieder gesund zu machen. Metronidazol ist das klassische Mittel bei Durchfall, Colitis- und IBD-Verdacht und es wird leider immer verharmlost, sofort, zu lange und zu hoch dosiert gegeben. Dabei hat gerade Metronidazol Nebenwirkungen wie Erbrechen, Übelkeit, und Durchfall, es kann die weißen Blutkörperchen zerstören und es kann auch Nerven schädigen. So eine Therapie nennt man dann wohl den Teufel mit dem Beelzebub austreiben. Nach der Metronidazol-Sache mit dem bekannten Kollägään wurde mir endlich klar, dass ich mich schon seit der Aufgabe meiner Praxis ständig grundlos von diversen jungen Kolleginnen und Kollegen kleinmachen ließ, die mir allesamt das Gefühl gaben, trotz langjähriger Berufserfahrung ohne die selbstständige Tätigkeit in einer eigenen Praxis nichts mehr wert zu sein. Die Veterinärmedizin ist ein Handwerk, das man nur durch Erfahrung erlernt. Nicht alles, was neu ist, muss auch besser sein. Die meisten modernen Medikamente haben sehr viele unerwünschte Nebenwirkungen, die zu sorglos in Kauf genommen werden. Bei vielen neu zugelassenen Medikamenten fehlt die Langzeiterfahrung, genau wie bei Vektor-Impfstoffen.

Bestes Beispiel ist das Eingangs schon erwähnte Librela®, das nur für die Arthrosetherapie zugelassen ist und keinesfalls bei Nervenschäden oder Epilepsie eingesetzt werden darf. Als absolut nebenwirkungsfreie Wunderdroge beworben, hat Librela® leider dennoch viele unerwünschte Wirkungen und nur sehr wenige Kollegen haben den Mut oder die Erfahrung, das zuzugeben.

Oder Seresto®, das stark toxische Wurm- und Zeckenmittel, das viele Hunde direkt ins Koma, den Status Epilepticus (Epileptischer Anfall), oder ins Nierenversagen und somit in den Tod führte. Nie und nimmer würde ich das meinem Hund verabreichen, geschweige denn in meiner Praxis verkaufen.

Tylosin, ein Makrolid-Antibiotikum, kann beim Hund Keratokunjunktivitis Sicca (Trockenes Augen-Syndrom) auslösen. Bravecto® (Antiparasitikum mit dem Wirkstoff Fluralaner aus der Wirkstoffgruppe der Isoxazoline), als beliebte 1-Jahresinjektion oder als 12-Wochen-Kautablette gegen Flöhe und Zecken, wird stets verharmlost. Laut klinischen Studien sollten als Nebenwirkungen nur „milde und vorübergehende gastrointestinale Effekte wie Durchfall, Erbrechen, Appetitlosigkeit oder vermehrten Speichelfluss" auftreten. Beide Darreichungsformen sind bei Epilepsie kontraindiziert und beide haben Hunde getötet. Jeder tote Hund ist einer zu viel! Langfristig wirkende Nervengifte sind potentiell gefährlich, denn kommt es zu schweren Nebenwirkungen, kann man nichts weiter machen, als die Sache auszusitzen. Dass das nicht immer zu Gunsten des Hundes ausgeht, bewiesen über 800 Todesfälle mit Bravecto®. Die betroffenen Hunde starben ein paar

Tage nach der Gabe an Nierenversagen. Warum ist das Mittel dennoch am Markt? Weil die Todesfälle, statistisch gesehen, zu wenig sind, es gibt auch viele Patienten, die keine Nebenwirkungen zeigen. Weil sich die Nebenwirkungen nicht immer auf Bravecto® zurückführen lassen, da sie erst geraume Zeit nach der Gabe auftreten. Weil Tierärzte nicht immer Franz von Assisi gleichen und weil viele das Gift auch den eigenen Tieren verabreichen.
Und weil MSD ein Pharmariese ist.
Wenn du deinen Hund liebst, halte Abstand von Bravecto®, Seresto® und Co.

Felicita verträgt kein Sucralfat® als Magenschutz, sie verträgt keine modernen Schmerzmittel wie Onsior®, sie reagiert auf Chlorhexidin mit einer hochgradigen Hautrötung, als stünde ihre Haut in Flammen, und genau dieses Chlorhexidin wird bei sensiblen Hunden zur Ohrreinigung und zum Baden empfohlen! Hundeohren sind wie Menschenohren nicht dazu geschaffen, Therapie und Putzfehler zu tolerieren. Man kann bei Mensch und Hund nachhaltig das Trommelfell schädigen, beim Hund durch aggressive Ohrenputzmittel, beim Mensch durch Herumstochern mit einem Wattestäbchen. Ohren sind, wie gute Backöfen, selbstreinigend. Man putzt sie mit größter Vorsicht, weil sie schnell kaputt gehen und auch nur, wenn sie wirklich schmutzig sind.
 Man badet den Hund auch nur im äußersten Notfall, wenn er sich in Kot oder Aas gewälzt hat, weil man sonst den Säureschutzmantel der Haut nachhaltig zerstört. Dabei lässt man immer Ohren und Gesicht aus.
 Ohren putzt man mit lauwarmen Käsepappeltee, den man am Tag davor angesetzt hat, mit dem man ein Baumwollwattepad tränkt.
 Statt Chlorhexamed nimmt man zur Desinfektion eines OP-Gebiets bei hochsensiblen Hunden besser verdünnte Betaisodonalösung wie Betadona®. (Außer bei Hunden, die auf Jod allergisch reagieren, was aber eher selten der Fall ist) Betaisodona eignet sich auch

hervorragend zur Desinfektion von Bisswunden, Hautabschürfungen und Hot Spots, weil Jod Bakterien, Viren und Pilze abtötet, und dies tut Betaisodona netterweise ohne zu brennen. Durch Wind gerötete Ohrmuschel lassen sich mit Manukalind® Salbe von Inuvet sehr gut beruhigen. Felicitas Ohren reagieren beim leisesten Windhauch mit Entzündung. Manukalind® aufgetragen, Wollhaube aufgesetzt, Ohren Weh ade!

Hochsensible Hunde sind oft auf Pflaster allergisch, daher bleiben OP-Wunden besser unbedeckt und werden nur mit einem weichen sauberen Baumwollbody geschützt, der möglichst lose liegt. Eine Wunde heilt an der Luft besser ohne dichtes Pflaster und kein Verband ist immer besser als ein schlechter.

Hochsensible Hunde nehmen Sinnesreize und Emotionen viel stärker wahr, als „normale" Hunde. Dadurch kommt es sehr schnell zu einer Reizüberflutung, weil die Hochsensiblen Geräusche, Gerüche und Licht nicht einfach „ausblenden" können. Sie müssen sich zurückziehen und lange ausruhen können, um Eindrücke, die ständig ungefiltert auf sie wirken, zu verarbeiten. Wer nicht selbst betroffen ist, kann nicht begreifen, dass diese Tiere weder überempfindliche Mimosen noch hysterische Zicken sind, sondern ihre Umwelt einfach viel direkter wahrnehmen müssen. Geht man nicht auf die Hochsensibilität ein, werden diese Tiere rasch krank.
 Ob dein Hund auch hochsensibel ist, findest du in einem Fragebogen in meinem Buch „Ist Ihr Hund hochsensibel?" heraus. Hochsensibilität ist keine Krankheit, aber es kann eine daraus werden, ganz besonders, wenn sich der Hund sich nicht ausreichend erholen kann. Gönnt man hochsensiblen Hunden keine Pause, treten besonders psychosomatische Krankheiten vermehrt auf und hier schließt sich der Kreis, denn das sind vor allem Magen-Darm-Beschwerden, Schmerzen im Bewegungsapparat, Angststörungen, Depressionen und Aggression

Krankmacher-Tools

Hexen und Heiler

Menschen sind zu allem fähig, wenn das Lockmittel passt. So wurden Kreuzzüge inszeniert, die Papstwahl der Medici gewonnen, rothaariges Weibsvolk von freudig erregten Pfaffen unter Beifall des geifernden Mobs als Hexen verbrannt und nur so ist es möglich, dass im 21.Jahrhundert mündige Menschen die Gesundheit und das Leben ihres geliebten Haustieres dem ehemaligen Bäcker, dem Frisör, dem Busfahrer, dem Arbeitslosen oder dem Lehrer (die Liste ist beliebig zu ergänzen und zu gendern) anvertrauen.

 Es gibt gesetzlich geschützte Berufe, die nur unter Erfüllung bestimmter prüfbarer Voraussetzungen ausgeübt werden dürfen. Ein Tierarzt muss das Studium der Veterinärmedizin auf einer Veterinärmedizinischen Fakultät mit der Sponsion abschliessen, um den Beruf ausüben zu dürfen. Er muss Mitglied der Tierärztekammer sein. Zudem stehen noch eine Diplomarbeit und halbjährige Pflichtpraktika an. Das Studium ist lang und schwer. Ein Tierheiler hingegen muss gar nichts können. Die ehemaligen Bäcker, Frisöre, Busfahrer, Arbeitslosen oder Lehrer und die dazu passenden Gegenderten belegen bestenfalls einen beliebigen Online-Kurs und bekomme dann für ihr Geld eine gesetzlich nicht anerkannte Abschlussbestätigung über die Kursteilnahme. Diese Abschluss- oder Teilnahmebestätigung berechtigt sie aber nicht, an Tieren herumzudoktern. In Österreich sind Heiler- und Tierheilerberufe wegen Kurpfuscherei gesetzlich verboten. Ein Kurpfuscher ist eine Person, die als Scharlatan beziehungsweise Pfuscher ohne ausreichende medizinische Ausbildung kranke Menschen oder Tiere falsch behandelt. Im Strafgesetzbuch regelt der Paragraf 184 die Kurpfuscherei: „Wer, ohne die zur Ausübung

des ärztlichen Berufes erforderliche Ausbildung erhalten zu haben, eine Tätigkeit, die den Ärzten vorbehalten ist, in Bezug auf eine größere Zahl von Menschen gewerbsmäßig ausübt, ist mit Freiheitsstrafe bis zu drei Monaten oder mit Geldstrafe bis zu 180 Tagessätzen zu bestrafen."
Dies gilt auch für selbsternannte Tierärzte.

Dennoch dürfen sich Tierheiler, deren unheilbringendes Wirken so viele Hunde wirklich schwer krank macht und die in die Preisklasse der Schamanen und Exorzisten sowie der Hellseher und Gurus fallen, über steigende Patientenzahlen freuen. Seit Beginn der Covid-Pandemie mit all den Corona-Leugnern und Pferdeentwurmungsmittel-Schluckern werden sie noch stärker frequentiert als je zuvor. Menschen sind so berechenbar!
Don Gabriele Amorth, berühmter Exorzist in Rom und seit 1994 Präsident der Internationalen Vereinigung der Exorzisten, hat sein Leben ganz dem heiligen Wirken gegen Satan gewidmet. Unzählige Menschen – so denkt er – konnten durch sein Eminenzwirken von dämonischer Belästigung, Umsessenheit oder sogar echter Besessenheit befreit werden. Wenn Exorzismus mitten unter uns immer noch legal möglich ist und der Heilige Stuhl sogar die passenden Exorzisten-Ausbildungsseminare anbietet, dann ist auch alles andere möglich. Beispielsweise Kohlwickel auf offene Geschwüre zu packen, Tiere bei Flohbefall in Essigwasser oder Geschirrspülmittel zu baden, was schwere Hautverätzungen und Irritationen verursacht, oder giftigen Knoblauch gegen Würmer einzugeben. Das sind nur wenige Beispiele der grassierenden Volksverdummung. Jeder kann weltweit unendlich viel gefährlichen oder fahrlässigen Unsinn im Netz nachlesen. Mit Schaudern denke ich an Tamme H's. zahlreiche Nachfolger, die Hunde, Pferde und alles was Pfoten, Klauen und Hufe hat, genau wie ihr zum Glück entleibter Meister durch Gelenksausrenkungen oder Zerrungen schwer traumatisieren und zu den vorhandenen Schmerzen noch

mehr Schmerzen und irreparable Schäden hinzufügen. Während mündige Tierbesitzer danebenstehen und dümmlich in die Kamera grinsen! Gegen Exorzisten und Tierheiler, die wahrscheinlich schlimmsten Seuchen der letzten Jahre, gibt es immer noch kein Heilmittel. Falsche Diagnosen, toxische Nahrungsergänzungsmittel, Schüssler Salze, wirkungslose Zuckerglobuli, gefährliche Einläufe, EM (Effektive Mikroorganismen), MSM und Vitalpilze aus China wie Cordyceps sinensis, Reishi, Maitake oder Shiitake sind nur die Spitze des Eisbergs.

Ich bitte dich inständig, mach so etwas niemals mit deinem Hund. Dein Hund ist kein Versuchskaninchen!

Fertigfutter und Kauwaren

Was kann daran schon gefährlich sein, wenn es doch verkauft wird, denken viele Hundehalter, die einen Riesenladen einer Mampfnapfkette betreten, wo Dosen, Säcke, Tiefkühl-Blutwürg, Hundeeis, Diätfutter, ranzige Öle und Kauwaren aus Frankensteins Labor lauern. All diese Dinge werden von einer sich vor Verkaufskompetenz fast schon überschlagenden Verkäuferin in höchsten Tönen angepriesen. Wer nicht aufpasst, nimmt zum Hirschgeweih auch noch einen nicht angepassten Maulkorb, ein Nasenhalti, eine Kühlmatte, einen Antischlingnapf und ein Gummispielzeug mit.

Aber zurück zum Hundefutter. Ich zähle nun ein paar erschreckende Beispiele auf.

2021 rief Mars Petcare verschiedene Hundefutter-Produkte der Marken Pedigree und Chappi zurück, weil ein überhöhter Vitamin-D-Gehalt gesundheitsschädigend für die tierischen Konsumenten war. Kein Einzelfall!

Zwischen 2020 und 2021 fanden in nur 22 Monaten EU-weit 11 Rückrufaktionen gesundheitsgefährdender Hundenahrung statt. 55 Fälle von kontaminiertem Hundefutter (Trockenfutter, Nassfutter, Snacks oder Nahrungsergänzungen) wurden vom RASFF, dem Europäischen Schnellwarnsystem für Lebensmittel und Futtermittel, veröffentlicht, 29 davon (davon 15 allein in Deutschland!) wurden als ernsthaft kontaminiert eingestuft. In 17 Fällen gelang es, die gesundheitsgefährdenden Produkte rechtzeitig vom Markt zu nehmen. Dennoch erreichte ernsthaft kontaminiertes Hundefutter in 11 Fällen die Verbraucher.

Die häufigsten Gründe für Rückrufaktionen sind laut RASFF Kontaminationen mit Salmonellen, gefolgt von Enterobakterien, Cadmium, Vitamin D und Blei. Salmonellen sind nicht nur für Hunde eine Gefahr, es besteht auch für die Halter eine potentielle Gesundheitsgefährdung durch Kreuzkontamination.

Im gesamten Barffleischsortiment besteht zusätzlich immer die Vergiftungsgefahr durch das Bakterium Clostridum Botulinum, welches auch in frisch gedüngten Ackerflächen, Aas oder in Pfützen zu finden ist. Die vom Bakterium Clostridium Botulinum gebildeten Nervengifte, die Neurotoxine, zählen zu den stärksten Giften, die man kennt.

Das österreichische Bundesamt für Ernährungssicherheit BAES startete im November 2022 einen Rückruf der Healthfood24 GmbH zum Alleinfuttermittel „Wolfsblut Atlantic Tuna" wegen des erhöhten Bleigehalts im Futter. Im Jänner 2023 fand man wieder erhöhte Bleigehalte in Wolfsblut Atlantic Tuna.

Zudem fand man in den vergangenen Jahren immer wieder erhöhte Salmonellen-Kontaminationen im Futter, welche durch Kontakt auch Menschen krank machen können.

Weitere Beispiele für salmonellenverseuchtes Hundefutter führe ich hier gerne auszugsweise an:

Die Fressnapf Tiernahrungs GmbH informiert über den Rückruf von Hundesnacks „Multifit Hühnerhälse 200g" des Lieferanten Nutraferm PetFood GmbH.

Die Fressnapf Tiernahrungs GmbH informiert über den Rückruf von Hundesnacks „MultiFit native Schweineziemer 200g" des Lieferanten DOG'S NATURE GmbH.

Die Firma Nutraferm Petfood GmbH informiert über den Rückruf des Natur-Kausnack für Hunde der Bezeichnung „EDEKA Hähnchenhälse".

Die Fressnapf Tiernahrungs GmbH informiert über den Rückruf von Hundesnacks des Lieferanten cadocare GmbH aufgrund von Salmonellen.

Der Hersteller B.A.F. Group GmbH ruft das Produkt „proCani Pferd pur 400g – Pure Horse zurück

Die Firma Nutraferm Petfood GmbH informiert über den Rückruf verschiedener Natur-Kausnacks für Hunde. Von dem Rückruf betroffen sind die Artikel „EDEKA Schweineohren" und „Pablo Schweineohren"

Die Fressnapf Tiernahrungs GmbH weitete den Rückruf von Hundesnacks aufgrund von Salmonellen auf den gesamten Bestand der MultiFit Hundesnacks Lammlungen, Kälberschlund, Rinderkopfhautstange, Rinderkopfhaut sowie der REAL NATURE Wilderness Reihe aus.

Forscher der Vetsuisse-Fakultät der Universität Zürich fanden in jeder zweiten Rohfutter-Probe sogenannter „Barf"-Menüs multiresistente Bakterien. Die resistenten Bakterien im Rohfutter können sich auf die Heimtiere übertragen – und damit auch auf Menschen.

2019 warnte das RASFF vor zu hohen Cadmiumwerten im Hundefutter und die BEWITAL petfood GmbH & Co. KG informierte

über den Rückruf des Hundefutters BELCANDO RIND MIT
KARTOFFEL & ERBSEN in der 400g Dose.

Liest man sich quer durch alle Rückrufe, fallen die Knochensplitter
im Kaninchen pur Futter von Vet Concept und im Kaninchen pur
Futter von Sanoro, die mir privat in vielen dunklen Stunden mit
blutigen Fingerspitzen, mit denen ich in jeder einzelnen Dose nach
spitzen Knochen wühlte, begegneten, gar nicht mehr so arg ins
Gewicht. Auf der Hompepage von Sanoro wurde zum Zeitpunkt
meiner Bestellungen nicht auf das eventuelle Vorhandensein von
Knochensplittern hingewiesen. „Tja, Herr Doktor", sagte der Sanoro-
Chef, auf die Handvoll scharfkantiger spitzer Kaninchen-
knochensplitter, die ich im erbrochenen Mageninhalt meines
Hundes fand, mittels Foto darauf hingewiesen, „Ihre Ansprüche sind
für uns zu hoch! Ich werde Sie daher nicht mehr beliefern!".
Dennoch bin ich sehr froh, dass es so kam. Denn dadurch sind wir
bei „For dogs only?" gelandet. Da ist im Futter drin, was draufsteht,
und das in Lebensmittelqualität. Es gibt keine falschen Versprechen,
keine tiefgefrorenen Fleischblöcke unbestimmter Herkunft und
grauenhafter Qualität, die vorher tagelang quer durchs Land gekarrt
wurden. Pures Muskelfleisch wird nach alter Methode und ganz
ohne Splitter oder Gedärm eingekocht. In umweltfreundliche
verwertbare Gläser, damit man sieht, was man kauft. For dogs only?
stellte 2024 extra für Felicita das Schweinefleischmenü um, um
meinem Hund zu ermöglichen, Schweinefleisch ohne Kartoffeln zu
fressen! Das nenne ich gelebtes Kundenservice mit Herz und Hirn.
Es fühlte sich an wie heimkommen. Der Preis für ein Glas gekochtes,
liebevoll von Hand abgefülltes Reinfleisch in der Qualität eines
Fünfsternrestaurants ist zwar auf den ersten Blick nicht ganz billig.
Schaut man aber genauer hin, kostet das Futter auch nicht mehr als
selbstgekochtes Fleisch, welches man in dieser Qualität nicht mal
für Menschen findet. Schon gar nicht in Wien, wo sogar vor dem
Verzehr von in Plastik verpackten Bio-Suppengrünen und Salaten

gewarnt wird, weil beide fröhlich unter dem Plastik vor sich hinschimmeln. Laut Test der Arbeiterkammer Oberösterreich fand man in allen kontrollierten Supermärkten von acht Ketten in Obst- und Gemüseregalen Verschimmeltes oder Verfaultes. Das tückische an Schimmelpilzen ist, dass der Schimmel nicht gleich sichtbar ist, aber trotzdem bereits giftige Stoffwechselprodukte, die Mykotoxine, gebildet hat. Mykotoxine wirken nach mehrfacher Konsumation Leber-, Nieren - oder immunschädigend sowie krebserregend. Besonders schnell schimmeln Beeren und wasserreiches Obst und Gemüse wie Gurken, Tomaten und Pfirsiche. Betroffen sind auch tiefgefrorene Beeren, die man keinesfalls roh essen sollte! Angefaulte Produkte muss man entsorgen. Niemals darf man die verfaulte Stelle abschneiden, verkochen oder einkochen, da Schimmelpilze gegen Kälte und Hitze stabil sind.

Und nun guck mal genauer hin! Was siehst du in diversen Hundebedarfsläden?
Eingeschweißte Rinder- und Schweineohren, eingeschweißte Ochsenziemer, eingeschweißtes rohes Fleisch. Öffnest du so eine Packung, riecht es wie auf dem Anatomie-Institut meiner Alma Mater. Die Ware kann unter dem Plastik munter vor sich hin schimmeln. Salmonellen bilden darauf große Kolonien. Salmonellen können das übrigens auch ohne Plastikfolie.
Nicht nur, dass die Kauknochen, Zahnpflegesticks und Jumbone's schimmeln und einen Magen- oder Darmverschluss verursachen können, sind sie auch noch toxisch. Und zwar alle!

Die Kleintierpraxis Lechtermannshof veröffentlichte im „Stadtgespräch" einen Artikel über das „Jerky-Treat-Syndrom", eine Erkrankung, die durch getrocknetes Geflügel - das orange-braune Fleisch, welches um Kaustangen gewickelt ist (aber auch als Snacks pur verkauft wird), entsteht. Das Fleisch wurde in China chemisch getrocknet und verursacht folgende Symptome: „Die Hunde zeigen einen übermäßigen Durst mit entsprechendem Urinabsatz, da es zu einer Nierenschädigung kommt. Früh erkannt und entsprechend behandelt, kann die Niere sich in vielen Fällen wieder vollständig erholen. Besonders häufig sind kleine Hunde betroffen, vielleicht weil sie im Verhältnis zu ihrer Größe mehr solches Fleisch erhalten."

„Es beschränkt sich weder auf Marken noch Hersteller. Es wurde versucht herauszufinden, ob namhafte Firmen versichern können, dass ihr Fleisch nicht aus China kommt. Und das konnten sie nicht. Daher könnten auch verschiedene Chargen aus unterschiedlichen Quellen kommen.", heißt es weiter in dem veröffentlichten Artikel.

Vor der Gabe dieser brandgefährlichen Kauwaren habe ich selbst in vielen Artikeln, Kolumnen und Büchern („Hunde würden Wurstsemmeln kaufen", „Tipps vom Hundedoktor") berichtet. Ich habe auf die Gefahr des Magen- und Darmverschlusses genauso hingewiesen wie auf die Vergiftungs- und Erstickungsgefahr. Kauwaren gehören nicht ins Hundemaul, genauso wenig wie Markknochen, die sich ganz leicht über Unterkiefer und Zunge stülpen können und dann in Narkose abgesägt werden müssen. Abgeschluckte Bissen von Kauwaren können auch in der Speiseröhre steckenbleiben, diese schwer verletzen und müssen dann operativ entfernt werden. Hirschgeweihe können absplittern und den Zahnschmelz schädigen. Der ganze, elende Chinaschrott aus giftigem Plastikspielzeug, Füllstoffen und Bällen kann beim Spielen im Maul nach hinten rutschen, stecken bleiben und durch das Vakuum die Luftröhre verschließen. Ich habe das alles gesehen, vom im Kiefer feststeckenden eiternden Holzspan des harmlosen Hölzchens bis zum Darmverschluss durch behaarte Kaninchenohren. Wer zur Hölle kam auf die kranke Idee, einem Hund so einen Müll zu verfüttern?

Die Futtermittelindustrie macht es möglich, nichts ist zu gruselig, um es an den Hund zu bringen. Tierärztlicher Rat wird ignoriert oder damit abgetan, dass auch Kollegen Barf empfehlen. Meist solche mit eigenem Futtermittellädchen, wo rohe Fleischabfälle, unselige Öle und ungeahnt vielseitiger Kräutermüll gepaart mit jeder Menge unnötiger Nahrungsergänzungsmitteln an Herrchen und Frauchen verkauft werden wollen.

Wenn du dir die Kommentare der Hundehalter anschaust, die unter dem auch online veröffentlichten Artikel über das Jerky-Treat-Syndrom zu lesen waren, kannst du dir nur noch hilflos an die Stirn tippen. Eine Hundehalterin wollte wissen, ob es Beweise oder Studien dazu gibt, denn einfach nur so vom Tierarzt aufgeklärt zu werden, das reiche ihr nicht. Hier stellt sich mir nicht zum ersten und sicher nicht zum letzten Mal die Frage, ob die Menschheit nicht bereits total verloren ist. Die Hunde sind es aber auf jeden Fall, solange sie bei solchen Zweibeinern leben müssen.

Auch bei dem von Tierärzten oft empfohlenen Hypoallergenic- oder Sensitive Futter ist der Endverbraucher leider keineswegs auf der sicheren Seite. Diese Namen sind nicht geschützt und die Qualität daher mehr als mangelhaft. Man darf unbeschadet praktisch jeden Abfall als hypoallergenic oder sensitive verkaufen und der Besitzer fragt sich, warum der Hund trotz Futterumstellung krank bleibt.

Bespasse deinen Hund bitte weder mit Kauwaren noch mit Knochen.
Koche selbst für ihn und füttere ihm kein Fertigfutter, das du nicht auch selbst gefahrlos essen könntest.

Schnee, Eis und Sinusitis

Herbert schaut aus dem Fenster und freut sich, denn draußen liegen zwanzig Zentimeter Neuschnee. Er packt sich warm ein und leint seinen Hund Anton zum Ausgehen an. Der Hund trägt keinen Mantel, denn Anton ist ein Langhaardackel und Dackel sind Jagdhunde und Jagdhunde haben robust zu sein, denkt Herbert.

Anton freut sich weniger als Herbert. Er weiß, dass er im hohen Schnee nur sehr mühsam vorankommt, dass der frische Schnee in seinen Haaren zwischen den Ballen und am Bauch kleben bleiben wird. Das tut weh! Da Anton so klein und bodennah ist, wird sein Bauch schnell eiskalt sein und seine Blase wird sich entzünden. Am Rücken friert es ihn bei dieser Kälte auch ohne Schnee. Der Boden strahlt Kälte ab, die klebenden schweren Schneeballen machen es zusätzlich noch kälter. Liegt draußen auch noch Streusalz, werden Antons Pfoten wund und rissig und jeder Schritt zur Qual. Die feuchte Kälte wird seine Knochen schmerzen lassen und wenn er lange im Schnee getollt hat, wird er durstig sein und den Schnee fressen.

Dann kommt, was kommen muss: Anton hat am Abend Halsweh. Er mag nicht mehr fressen. Fieber kommt dazu, die Mandeln sind entzündet, die Lymphknoten geschwollen. Herbert merkt davon nichts und denkt, der Hund ist wieder mal mäkelig beim Fressen. Anton beginnt zu husten und mag nicht mehr spielen. Herbert denkt, der Hund ist faul. Der Hund darf doch nicht so faul sein, weil er ein Jagdhund ist und Jagdhunde müssen immer aktiv sein und außerdem abgehärtet werden!

Er geht mit Anton am nächsten Tag wieder quer durch den hohen Schnee und wirft auffordernd einen Schneeball. Weil Anton Herbert alles recht machen will, bringt er den Schneeball. Weil ihm der Hals so weh tut, frisst er die Hälfte vom Schneeball. Am Abend geht es Anton richtig schlecht. Er röchelt und hustet und würgt weißen Schleim hervor.

Vielleicht hat Anton unterwegs etwas Schlechtes gefressen, denkt Herbert, aber das wird sicher schon wieder von alleine gut.

Anton frisst nun schon den dritten Tag nichts, aber Herbert ignoriert das. Jagdhunde stammen vom Wolf ab und der frisst auch nicht jeden Tag, das weiß der gute Herbert und räumt das Trockenfutter, das seit drei Tagen im Napf steht und auf dem bereits eine ganze Fliegengeneration Platz genommen hat, wieder weg. Und mit dem Wolf geht ja schließlich auch keiner zum Tierarzt, oder?

Am vierten Tag ist Anton tot, gestorben an einer Lungenentzündung.

Sei nicht wie Herbert!

Lass deinen Hund keinen Schnee fressen und wirf ihm keine Schneebälle. Am besten vermeidest du Schneefressen, indem du dem Hund direkt vor dem Spaziergang ausreichend zu trinken gibst. Nimm auch eine Thermosflasche mit lauwarmen Käsepappeltee mit, den du deinem Hund nach dem Herumtollen unterwegs anbietest. Schnee entzündet die Mandeln und den Rachen, er kann zudem giftiges Streusalz, Schmutz oder Frostschutzmittel enthalten, die Vergiftungssymptome hervorrufen. Zu langes Liegen oder Toben im Schnee ist schlecht für Knochen und Gelenke sowie die Blase, die Nieren und den Magen-Darmtrakt. Der Hund kann leicht unterkühlt werden und sich dadurch verkühlen.

Hochsensible Hunde können sogar nach der Aufnahme von zu kaltem Wasser eine Schneegastritis, einer schneebedingten Magenschleimhautentzündung, entwickeln.

Typische Symptome einer Schneegastritis, die meist ein bis zwei Tage nach dem Schneefressen auftreten, sind:

Durchfall
Erbrechen, in schweren Fällen auch blutiges Erbrechen
Fieber
Fressunlust
Gurgelgeräusche im Bauch
Husten und Würgen

Was tun, wenn der Hund zu lange im Schnee sitzen oder liegen musste und sich verkühlt hat?

Gib ihm als erste Hilfe dreimal täglich Propolistropfen vermischt mit etwas Bienenhonig (Imkerqualität, nicht aus dem Diskonter!) oder mit Manukahonig.
Verabreiche ihm dreimal täglich Pulmostat Akut Hustensaft® (Virbac), um den Schleim zu lösen (Dosis siehe Beipacktext).
Verabreiche Colostrum (Pulver oder Lösung) zur Stärkung des Immunsystems.
Reiche zusätzlich so oft wie möglich lauwarmen Dr. Kottas Käsepappeltee® zum Trinken, um die Schleimhäute feucht zu halten und die Bakterien wegzuspülen.
Schone den Hund, vermeide lange Spaziergänge bei Sturm und Kälte, zieh ihm im Winter immer Schal und Mantel an.

Schneefressen ist nicht verhandelbar!

Meine Hunde kennen keine Kommandos, keinen Grundgehorsam, keine Hundeschule, keine Würgehalsbänder und keine Maulkörbe. Sie können weder das kleine noch das große Hundeeinmaleins, haben keinen zugewiesenen Platz, auf den ich sie verbanne, sie haben keine Gitterstäbe im Auto und fahren niemals im Kofferraum mit. Sie wurden nicht angeschrien, geleinenruckt, dominiert oder sonst wie von mir gestresst, in ihrem Sein gezügelt oder zurechtgewiesen. Nach ihnen wurde nichts geworfen, wenn sie etwas taten, was Hunde eben tun, auch wenn es mir nicht gefiel. Ich ließ sie nicht hungern, um sie anschließend mit Futter zu manipulieren. (Kleiner Wolf hätte mich ausgelacht und mir ans Bein gepinkelt, wenn ich die Futternummer versucht hätte!) Meine Hunde bellen, wenn sie mir etwas mitteilen möchten und wenn sie mit anderen Hunden kommunizieren. Sie knurren, wenn sie ihre Sachen verteidigen oder sich nicht bürsten lassen wollen. Sie mögen einige Hunde, andere können sie nicht riechen. Das ist legitim, denn ich mag auch nicht jeden, der mir auf der Straße entgegenkommt. Sie bellen am Zaun und an der Türe um Haus, Hof und mich zu verteidigen und darüber freue ich mich. Ich vermisse es schmerzlich bei Felicita, der jeder Eindringling völlig egal ist und die nicht mal den Kopf hebt, wenn es klingelt. Meine Hunde haben ein „Leo", einen Platz zum Zurückziehen, an dem ich nicht mehr das Sagen habe. Diesen Platz haben sie sich selbst ausgesucht (Felicita geht hinter ihr gelbes Bänkchen). Käme jemand auf die unschöne Idee, etwas in der oben erwähnten Art meinen Hunden in meinem Beisein anzutun, würde ich sehr schnell zum Werwolf werden. Meine Hunde haben ein schönes Leben bei mir und es gibt nichts, was ich nicht für sie tun würde. Dennoch gibt es ein paar wenige Dinge, die nicht mit mir verhandelbar sind:

Im Winter oder wenn es sehr kalt ist, auf eisigen Steinen im Garten liegen
Gras fressen
Erde fressen
Schnee fressen
Möbel anfressen
Gefundene Dinge von der Straße oder im Garten fressen
Aus Pfützen trinken
Grundlos weglaufen
Mit Kastanien oder Steinen spielen
Auf Hölzchen herumkauen

Die Medikamenteneinnahme verweigern
Sich nicht ins Maul schauen lassen
All diese Dinge sind aus guten Gründen nicht verhandelbar und
wegen dieser Nichtverhandelbarkeit werden meine Hunde steinalt.
Nach zwei- oder dreimaliger Grundsatzdiskussion ist das Thema „Ich
möchte das nicht, bitte lass das!" erledigt. Findet Felicita
Hühnerknochen, Schinken oder eine tote Maus auf einem
Spazierweg, schaut sie mich fragend an: „Papa, darf ich das?" und
bekommt für diese Frage sofort einen Keks gereicht.
Den Keks bekommt sie direkt aus meiner Hand, denn ich werfe
grundsätzlich niemals Futter in die Gegend, weder auf die Straße
noch aufs Feld. Es ist eine weit verbreitete Unart, Futter durch die
Gegend zu werfen und den Hund dadurch zu animieren, Dinge von
der Straße aufzunehmen. Zudem spucken in Wien Menschen ihren
gruseligen Auswurf auf den Gehweg und ich habe wirklich keine
große Lust, dass mein Hund giftige Ackergülle, Ölreste von
parkenden Autos, Dünger vom Erdreich, Streusalz, Feinstaub,
Tuberkulose- oder Coronaspucke aufnimmt, nur weil ich ihm den
Keks nicht reichen kann! Außerdem finde ich es abwertend und
unhöflich, den Keks auf den Boden zu werfen, als wäre mein Hund
nicht mein bester Freund, sondern irgendein fremdes wildes Tier.
Warum sind all diese Dinge nicht verhandelbar?

Im Winter auf kalten Steinen liegen bedeutet Blasenentzündung
und schmerzhafte Knochen bei Arthrose.
Gras fressen schädigt die Magenwand.
Gefundene Dinge fressen bedeutet Giftköder oder Unrat im Magen
und kann auch Wurmbefall mit sich bringen.
Aus Pfützen trinken bedeutet Listeriose (eine durch Listerien
hervorgerufene Infektionskrankheit, die von der Blutvergiftung bis
zum Tod führen kann) oder E.coli Vergiftung (Escherichia coli sind
gramnegative Bakterien, die schwere Infektionen im

Verdauungstrakt, den Harnwegen und in anderen Körperteilen verursachen)

Mit Kastanien und Steinen spielen bedeutet in Magen und Darm steckengebliebene Fremdkörper sowie Vergiftung durch die Inhaltsstoffe der Kastanie. Es bedeutet auch kaputten Zahnschmelz oder ausgebissene Zähne durch den Stein.

Schnee fressen bedeutet Schneegastritis und Mandelentzündung mit Etagenwechsel (die Mandelentzündung wechselt in den unteren Verdauungstrakt und verursacht dort ebenfalls Entzündungen).

An Hölzchen kauen bedeutet Holzschiefer im Gaumen oder unter der Zunge.

Verweigerung der Medikamenteneinnahme bedeutet keine Heilung.

Nicht ins Maul schauen lassen bedeutet, dass der Hund im Erstickungsfall oder wenn er Glassplitter im Futter hat, nicht zu retten ist.

Man muss weder brutal noch handgreiflich werden, um das „Nicht-verhandelbar" klarzumachen. Es genügt eine einmalige verbale Klarstellung, dass man das nicht möchte und es auch ernst meint. Hunde sind nicht doof. Sie verstehen unsere Worte („Das ist nicht verhandelbar, Fiffi!") und wenn sie sie aus welchen Gründen auch immer nicht verstehen können, dann erklärt man es einfach so lange, bis es klappt. Hunde aus dem Ausland verstehen unsere Sprache am Anfang nicht, daher brauchen sie eine extra Portion Geduld - oder einen Dolmetscher. Lach nicht! Es ist wissenschaftlich erwiesen, dass Hunde menschliche Worte verstehen. Warum das im 21. Jahrhundert immer noch nicht angekommen ist und die meisten selbsternannten Hundegurus über Konditionierung und sonstigen Schicklgruberkram „arbeiten", ist mir ein Rätsel. Ich kann einfach nicht verstehen wieso heutzutage Menschen nicht mal mit ihren ganz normalen Hunden klarkommen, sondern bereits am dritten Tag nach deren Einzug verwundert feststellen, dass Hunde bellen, knurren und beissen und sich nicht von Geburt an verhalten wie Lassie oder Rex. Bellen oder Beuteverteidigung ist für dieses Klientel bereits ein Riesenproblem, welches unlösbar scheint. Der Köter muss sofort wieder weg! Was machen diese Menschen, wenn es echte Probleme gibt, was, wenn der Hund krank wird? Der Hund landet im Heim. Ich frage mich oft, wieso sich uninformierte Menschen von noch uninformierteren Menschen Hilfe über den richtigen Umgang oder die passende Ernährung ihres neuen Freundes holen, anstatt ihre Gehirnzellen zu benutzen und gründlich zu recherchieren – und zwar bevor überhaupt ein Hund angeschafft wird.

Meiner Meinung nach verdienen 99 Prozent der auf ihr Smartphone glotzenden, sich permanent vermehrenden und alles zerstörenden Menschen überhaupt keinen Hund. Unendlich die Verbrechen, die tagein tagaus an unseren vermeintlich besten Freunden und auch den großen Tieren geschehen. Außer wenigen Freunden und Teilen der Familie mag ich die menschliche Spezies nicht besonders und sehr oft schäme ich mich in Grund und Boden, ein Teil davon zu sein. Menschen in ihrer abartigen Dummheit, Gier und Verantwortungslosigkeit, in ihrer Bosheit, Perversion, Rachsucht und Brutalität fernab jeglicher Empathie waren mir immer schon zutiefst zuwider.

Ich schreibe für Hunde.

Ich liebe Hunde.

Und dich liebe ich auch, wenn du Hunde ebenfalls liebst und gut zu ihnen bist.

Sei so gut wie möglich.

Gib immer dein Bestes. Was kannst du noch besser machen?

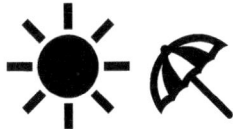

Verlassen wir kurz den Winter und den Schnee und wenden wir uns dem Sommer zu. Hier gibt es auch Gefrorenes in Hülle und Fülle und mancher Hundefutterhersteller verdient sich mit Hundeeis eine goldene Nase.

Ich frage mich schon sehr lange, wieso mündige Hundehalter im Winter aufpassen wie Hühnerhabichte, um den Hund vom Schneefressen abzuhalten, weil sich wissen, dass der Schnee die Mandeln entzündet und den Magen verkühlt. Sie achten auch im Frühling und Herbst akribisch darauf, Futter nie direkt aus dem Kühlschrank zu servieren, sondern immer zimmerwarm oder wärmer. Und genau diese Menschen posten pünktlich beim ersten Sonnenstrahl zu Beginn der obligaten Grill- und Sockenplage stolz hunderte Fotos eisschleckender Wuffis und mindestens siebenhundert Freunden gefällt das. Videos tiefgefrorener Melonenstücke und Hundeeis gehen minütlich viral.

Die Weisheit des Körpers ist von bestechender Klarheit, wenn man sich darauf einlässt. Die Weisheit des menschlichen Geistes ist manchmal eher grenzwertig. Gib deinem Hund im Sommer kein Eis, außer du möchtest, dass aus einer Mandelentzündung eine Magenschleimhautentzündung wird.

Gefrorenes bleibt Gefrorenes, ob es nun vom Himmel fällt und am Boden liegen bleibt oder aus dem Eisbecher gegessen wird! Beides macht den Hund krank, die Schneegastritis bekommt der Hund nicht nur vom Schnee, sondern auch von der wohl dümmsten Erfindung des 21. Jahrhunderts, dem Hundeeis. Einziger Vorteil ist, dass in dem Hundeeis wenigstens kein für Hunde tödliches Xylit enthalten ist.

Weil es tatsächlich immer eine Steigerung menschlich entgleister Befindlichkeiten gibt, schufen die Chinesen nicht nur giftige Kauknochen, sondern auch giftige Kühlmatten, eisgekühlte Plastikknochen und giftige Kühlmäntelchen. Selbst wenn der Sondermüll ungiftig wäre, ist er krankmachend. Lege dir doch mal im Sommer versuchsweise ein paar tiefgefrorene Kühlakkus auf Rücken und Bauch und dann guck, wie es deinen Gelenken geht. Deine Blase wird sich entzünden und deine Nieren werden wehklagen! Der Hund kann sich leider nicht wehren gegen menschliche Torheit.
Weil es aber wirklich immer eine Steigerung gibt, gibt mancher Mensch seinem Hund Eiswürfel ins Trinkwasser.
Was passiert?

Der Hund verschluckt den Eiswürfel und erstickt daran.
Er bekommt eine Schneegastritis von dem Eisberg in seinem Magen.
Der Eiswürfel bleibt an der Zunge kleben (gerne mal ausprobieren, wie sich das anfühlt! Zuständig ist dann die HNO-Ambulanz des Unfallkrankenhauses in deinem Umkreis)
Der Zahnschmelz wird geschädigt.

Sei klug und iss dein Eis selbst.
Nimm Eisbäder im Winter ohne Ende, aber lass den Hund vom Ufer aus dabei zusehen, wie du deinen Körper zerstörst.
Danke.

114

Erde, Pfützen und Gras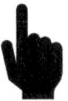

Fasziniert sehe ich täglich Hunde, die in Hundezonen oder bei Spaziergängen am Wegrand stehen und grasen wie die Kühe. Ich sehe deren Besitzer dabeistehen und telefonieren oder in die Gegend schauen, es interessiert sie nicht, dass sie einen Wiederkäuer an der Leine haben.

Es interessiert sie auch nicht, wenn der Hund mit offenem Maul quer durch ein Schlammbeet robbt und stinkenden Morast inhaliert. Früher habe ich mich oft eingemischt und darauf hingewiesen, dass es ziemlich krankmachend ist, wenn der Hund Gras, Erde und Schlamm in sich hineinfrisst, als wäre er kurz vor dem Hungertod. Fast schon zwanghaft benahmen sich manche Tiere! Es hat nichts genutzt, denn dann kommt: „Das macht der immer schon so!", meine Lieblingsantwort gleich nach: „Der tut nix!"

Es gibt Gründe, Hunde niemals Gras fressen zu lassen und mit niemals meine ich auch tatsächlich niemals. Auch wenn behauptet wird, Hunde fressen Gras, weil sie fröhlich sind. Auch wenn ähnliche mutmaßliche Mutmaßungsgründe fürs Grasfressen wie Zuckerersatz oder kollegiales Unterhalten der Hunde untereinander im Umlauf sind - glaube bitte nicht alles, was du in der Eulenpost liest!

Gras fressen ist nicht verhandelbar.

Unsere wohlgenährten Hunde sind vollgestopft mit Mineralstoffen und Spurenelementen und kaum einer leidet an einem Mangel, den er mit Gras ausgleichen müsste. Hunde kommunizieren auch nicht über das Fressen oder Kauen der Graspost. Sie sehen, sie hören, sie riechen, sie geben Laut, aber sie müssen dazu kein Gras fressen. Auch das neueste Ammenmärchen, dass Hunde Gras fressen, weil

115

sie durstig sind, ist eine Geschichte ohne gutes Ende. Iss doch mal ein Häppchen Gras, wenn du durstig bist und berichte mir dann, ob dein Durst gelöscht wurde!

Hunde fressen Gras, wenn ihnen übel ist. Die Bandbreite reicht dabei von etwas übel bis totenübel. Dadurch versuchen sie die überschüssige brennende Magensäure loszuwerden, denn nach dem Gras fressen übergeben sie sich leichter (meist zweimal hintereinander). Manche übergeben sich nicht und das Gras kommt hinten wieder unverdaut in voller Länge ans Tageslicht. Daran zu ziehen, kann den Darm oder den Anus blitzschnell aufschlitzen. Was hinten herauskommt, wird im Falle eines langen Grashalms mit der Schere abgeschnitten oder mit dem vorderen Ende zum Tierarzt gebracht.

„Etwas übel" frisst Gras, lässt sich aber davon abhalten. „Totenübel" lässt sich weder von Worten noch Taten davon abbringen und schlingt solange Gras, bis es erbricht. Ist kein Gras zur Stelle, frisst es auch Teppichfransen, Vorhangfransen, Socken, Holz, Steine und Kot oder was es gerade findet.

Manche Hunde fressen Gras, weil ihr Kehlkopf, ihre Mandeln, ihr Rachen, Zahnfleisch oder Zähne entzündet sind.

Und eine Minderheit der Hunde frisst Gras aus Langeweile oder weil es gerade andere Hunde auch tun, die danebenstehen. Hunde ahmen gerne nach! Sie ahmen ihre Menschen nach, und sie ahmen auch ihre Artgenossen nach.

Die Antwort auf die Frage, warum sich Hunde täglich oder sobald sie das Haus verlassen übergeben, lautet: Sie haben durch Stress, falsche Ernährung oder eine lange unbemerkte Magenverstimmung zu viel Magensäure im Magen. Diese verursacht ein schlechtes Gefühl, der Hund frisst Gras, um die Säure zu erbrechen und das schlechte Gefühl loszuwerden. Geschieht das täglich oder sogar mehrmals täglich, hat das gesundheitliche Konsequenzen. Es fängt bei Problemen mit der Speiseröhre an und endet mit einem kranken Magen. Die Anzahl der Magenkrebspatienten nimmt stetig zu, auch die Speiseröhre und die Maulhöhle sind oft mitbetroffen.

Je mehr Stress, desto rebellischer reagiert der Magen, desto fröhlicher sprudelt die Magensäure, desto häufiger frisst der Hund Gras und erbricht dieses dann auf teures und billiges Mobiliar, desto weniger wird sein Appetit und desto mehr brodelt die Magensäure weiter. Weil die erbrochene Magensäure, die ätzende gelbe Flecken auf schönen Teppichböden hinterlässt, wie der Name schon sagt „sauer" ist und daher Gewebe angreift, entstehen nicht nur am Teppich, sondern auch in der Schleimhaut von Speiseröhre und Magen Läsionen, Krater und blutende Löcher. Daraus entwickelt sich eine verdickte, erhabene, entzündete Schleimhaut, aus der Geschwüre entstehen. Aus gutartigen, aber sehr schmerzhaften Magengeschwüren entwickelt sich irgendwann Magenkrebs. Der tödlich endet! Dagegen kann man etwas tun.

Man reduziert alle Stressoren und ernährt seinen Hund richtig, aber vor allem lässt man ihn kein Gras fressen. Niemals!

Die abgeschluckten Halme irritieren nicht nur die ohnehin angeschlagene Magenschleimhaut, sie können auch mit Urin, Kot, Erbrochenem, Lungenwurmlarven, Spulwürmern, ansteckendem Speichel oder Gift kontaminiert sein.

Schon pures Schnüffeln an Grashalmen reicht, um sich anzustecken, aber Abschlucken toppt das noch.

An befahrenen Straßen ist das Grün bleihaltig, auf Ackerflächen mit giftigem Dünger behaftet. Scharfkantige Gräser können Zunge, Maulschleimhaut, Speiseröhre, Magen und auch die Darmwand zerschneiden.

Lass deinen Hund niemals Gras fressen. Dieser Punkt ist nicht verhandelbar.

Wenn Felicita in der Ferne einen anderen Hund sieht, mit dem sie gerne in Kontakt treten oder Spielen möchte, regt sie sich innerlich auf. Man kann sich auch aus purer Freude aufregen, es muss nicht immer aus Angst geschehen! Dem Magen ist es völlig schnuppe, ob er aus Freude oder Leid aufgeregt wird. Er bildet in diesem und in jenem Fall mehr Magensäure. Zu viel Magensäure bei leerem Magen bedeutet, dass die Magenschleimhaut unweigerlich angegriffen wird. Das tut weh und der Hund versucht instinktiv den Schmerz wegzubekommen. Er frisst Gras, um die Säure loszuwerden. Viele Hundehalter füttern ihre Tiere vor einem Spaziergang nicht aus Angst vor einer Magendrehung. Der Magen des Hundes kann sich aber im leeren Zustand genauso drehen wie im vollen. Anfällig sind vor allem mittelgroße und große Hunde mit tiefem Brustkorb wie Deutscher Schäferhund, Rottweiler, Dogge, Dobermann, Bernhardiner oder Boxer.

Rein äußerlich sieht man Felicita nichts von der freudigen Aufregung an, denn sie ist die Gelassenheit und der Gleichmut selbst. Kaum ein Hund ist so tiefenentspannt wie sie! Steht aber ein Wetterumschwung ins Haus und ist ihre Magenstimmung daher schon zwei oder drei Tage vorher labil, sieht es schon anders aus. Sieht sie dann einen Hund, mit dem sie gerne in Kontakt treten möchte und spielt sie ein paar Minuten mit dem Freund, ist anschließend so viel Magensäure in ihrem Magen, dass sie garantiert versucht, Gras zu fressen. Weil sie klug ist, weiß sie, dass das mit dem Papa nicht verhandelbar ist. Und sie weiß auch, dass sie stattdessen einen Keks gereicht bekommt, denn der Keks beruhigt ihren Magen, indem er ihm etwas zum Verdauen gibt. Ist der Magen hingegen leer und schwappt zu viel Säure darin herum, wird sich der Magen nicht mehr beruhigen und der Hund würde dann auch ohne Gras zu fressen erbrechen.

Daher darf Felicita kein Gras fressen und ich habe immer eine magenschonende selbstgebackene Keks-Alternative mit, damit die Säure keine Chance hat.

Wo Gras ist, sind Parasiten und wo Parasiten sind, ist Durchfall. Wo Erde ist, sind Fäkalkeime wie E.Coli, wo frisch gedüngte Erde ist, sind Clostridien (sporenbildende Bakterien, die schwere Darmentzündungen verursachen) und giftige Düngemittel.

Wo stehendes Wasser ist, sind toxische Listerien (meldepflichtige Bakterien, die in Lebensmittel und stehenden Gewässern vorkommen und eine schwere Blutvergiftung sowie tödliche Hirnhautentzündung auslösen) und Blaualgen (giftproduzierende Bakterien, die sich bei hohen Temperaturen in Badeseen und Tümpeln explosionsartig vermehren und zu Übelkeit, Erbrechen, Durchfall, Fieber, Atemnot oder Hautreizungen führen) oder Nikotin (tödliches Nervengift) aus Zigarettenstummeln.

Bei Hunden mit Durchfall und Erbrechen wird an erster Stelle an Parasitenbefall gedacht, weshalb der Tierarzt dem akuten Durchfallpatienten immer eine Wurmtablette verabreicht.

Gegen Würmer hilft weder giftiger Knoblauch noch Kokosöl und auch keine Gebete im Steinkreis bei abnehmender Jungfrau. Hier hilft ausschließlich ein Breitbandantihelminthikum (Wurmmittel gegen ein möglichst breites Spektrum aller Wurmarten) wie Canifelmin Plus® (Wirkstoffe Praziquantel und Fenbendazol), das alle Würmer inklusive Bandwürmer nach einer einmaligen Gabe (1Tablette/10 kg KGW) an drei aufeinanderfolgenden Tagen vernichtet. Nicht mal die hochsensible Felicita reagiert auf

Canifelmin Plus® mit Durchfall oder anderen Unpässlichkeiten. Da Flöhe Bandwürmer übertragen, gibt der Tierarzt zusätzlich zum Flohschutz immer ein Entwurmungsmittel.

Und hier kommt Bravecto® ins Spiel. Seit Markteinführung der Kautablette gegen Flöhe und Zecken gab es vermehrt Meldungen über unerwünschte, teilweise schwere neurologische Nebenwirkungen, die über die in der Fachinformation beschriebenen gastrointestinalen Effekte (Durchfall, Erbrechen, Speicheln) und Lethargie, Muskelzittern, Ataxie und Krämpfe hinausgehen. Es gab viele hundert bestätigte Todesfälle. Gegen Bravecto®, dessen zuverlässige Wirkung, aber auch dessen mögliche Nebenwirkungen zwölf Wochen andauern, gibt es kein Gegenmittel. Man muss warten, bis das Gift wieder aus dem Körper ausgeschieden wurde. Manchmal dauert die Wartezeit länger als die Überlebenszeit des Hundes nach der Tablettengabe. Weil schlimmer immer geht, gibt es jetzt die Bravecto® 1-Jahresspritze. Was verlockend klingen mag, endet in einer Katastrophe, wenn der Hund das injizierte Gift leider doch nicht verträgt. Keiner überlebt zwölf Monate ohne funktionierende Nieren.

Falls du in einer zeckenarmen Gegend wie Wien wohnst (Felicita und Kleiner Wolf hatten in dreizehn Jahren keine einzige Zecke!), wurde völlig unnötig Gift in den Hundekörper geschleust, das nachweislich schwere Nebenwirkungen haben kann. Falls du in einer Zeckenhochburg wohnst, empfehle ich dir ein SpotOn, das den Biss bereits verhindert oder ein Schutzhalsband, das man bei Unverträglichkeit einfach abnimmt. Felicita bekommt bei Flohbefall (und keinesfalls prophylaktisch ohne Flohbefall!) Stronghold®-SpotOn in einer genau nach ihrem Körpergewicht ausgerechneten Dosis. Da wir in einer Gegend ohne Zecken wohnen, reicht bei uns das Absuchen des Hundekörpers nach jedem Spaziergang. Denn selbst wenn dein Hund zu den Gewinnern zählt und keine schweren

Nebenwirkungen auftreten, haben Bravecto® (Wirkstoff Fluralaner), NexGard® (Wirkstoff Afoxolaner) und Simparica® (Wirkstoff Sarolaner) einen essentiellen Nachteil. Alle drei Tabletten töten zwar zuverlässig Parasiten, die bereits zugebissen haben, ab, verhindern aber nicht Krankheiten, die beim Biss übertragen werden. Durch den Biss übertragenen Krankheiten sind Leishmaniose (durch Sandmücken übertragene Infektionskrankheit), FSME (durch Zecken übertragene Frühsommer-Meningoenzephalitis) oder Dirofilariose (durch Fadenwürmer hervorgerufene Herzwurmerkrankung).

Falls dein Hund Flöhe hatte oder du Würmer im Kot entdeckt hast, solltest du auch dich selbst gegen eine ziemlich sichere Ansteckung mit Bandwürmern schützen und dich mit den menschlichen Entwurmungsmitteln Vermox® oder Pantelmin® entwurmen.

Nach dem Entwurmen ist immer vor dem Entwurmen! Vergiss das teure Spiel mit der ins Labor eingeschickten Dreifach-Kotprobe, denn beweisend ist nicht, dass nichts im Kot gefunden wurde, sondern nur, wenn etwas gefunden wurde. Selbst wenn dein Hund heute entwurmt wurde, kann er sich schon morgen wieder mit Würmern anstecken: Indem er an einem Kothaufen riecht, indem er am Popo des Kollegen schnuppert, indem er einen kontaminierten Grashalm frisst, indem er eine Schnecke oder geöffnete tote Maus aufnimmt oder indem er Erde frisst. Deshalb ist eine regelmäßige Entwurmung zweimal im Jahr sinnvoll. Wohnst du in einem Bergbauerndorf mit Ziegen- und Kuhweiden, wirst du den Hund wahrscheinlich jede Woche entwurmen oder umziehen müssen.

Gras- und Erdefressen und aus Pfützen zu trinken ist nicht verhandelbar. Und dein Hund bleibt gesund.

Fette, Öle und Verstopfung

Beim Thema Barfen bekomme ich sofort verbale Diarrhoe. Wozu dienen Fette und Öle, außer um damit einen Otto-Motor, raue Ellenbögen und die Hornhaut auf den Fersen geschmeidig zu halten?

Fette und Öle wirken abführend.
Was abführend wirkt, macht viel und oft weichen bis flüssigen Stuhl in häufiger Frequenz. Diesen Stuhl nennt man Durchfall (Diarrhoe).

Barfende suchen sehr oft den Notdienst einer Tierklinik auf, weil der Hund Durchfall hat, dass es nur so rinnt. Meist handelt es sich bei diesem Wirkungskreis um notorische Antibiotikagegner, denen man macht- und wortlos gegenübersteht. Was soll man mit Hundehaltern machen, die nach nutzloser Homöopathie verlangen, beratungsresistent in Sachen gekochter Diät sind, ihr Tier lieber leiden lassen und weiterhin rohes Würg mit Öl füttern? So ein Verhalten ist inakzeptabel und unethisch dem Hund gegenüber!
Fette und Öle sind klassische Abführmittel. Sie werden im Futternapf gereicht mit Süßkartoffeln (abführend!) und Kürbis (abführend!) zu leicht gammeligem aufgetauten Rohfleisch, das in einer gruseligen Blutsuppe dahinschwimmt.
Zum Fett werden blähende Kohlrabi/Brokkoli/Erbsen/Karfiol-Stücke und ein Eimer voll Vitamine, Spurenelemente und sonstige Zusätze gemischt. Leider gibt es sehr viele Kollegen, die auf die Barf-Welle aufgesprungen sind (auch Zusätze wollen verkauft werden und man redet jedem Kunden nach dem Mund) und da spreche ich noch gar nicht von Hirschgeweihen, Hufen und Fellteilen zum Kauen und zur „Darmreinigung". Man kann heutzutage leicht einen neuen

Kundenstock generieren, indem man frohlockend auf die nächste Darmverschluss-OP hinarbeitet.

Sollte der Hund an Verstopfung leiden, weil er einen Knochen gefressen hat, dann nennt man das „Darmverschluss durch Knochenkot". Knochen verstopfen auch, wenn sich der Hund vorher gründlich damit den Zahnschmelz ruiniert oder Zähne abgebrochen hat und die Knochen in kleinen Teilen geschluckt hat. Im Fall einer Verstopfung durch Knochenkot hilft meist nur noch eine Operation. Operiert werden muss auch, wenn der Knochen den Magenausgang verlegt hat oder in der Speiseröhre feststeckt.

Hat der Hund „normale" Verstopfung, reichen oft ein kleines Klistier (Mikroclist®) und/oder – welche Überraschung! – die Gabe von ein paar Esslöffel (je nach Hundegröße) Öle und Fette! Hilfreich ist auch die Gabe von Ölsardinen oder die Verfütterung von gekochten Innereien (Herz, Lunge, Nieren). Besonders stark abführend ist die Leber.

Man verabreiche dem verstopften Hund ein paar Teelöffel eines dieser exzellenten Laxantien wie Lachsöl, Leinöl, Lebertran, Hanföl, Olivenöl und wie sie alle heissen, die jeder 08/15 Barfschuppen verkauft, und warte gespannt auf die Wirkung. Ansonsten verschone man den Hund damit und man verschone ihn auch mit veganem Fertigfutter.

„Aber die gesunden Omega-3-Fettsäuren! Ohne die wird der Hund sterben, seine Haare stumpf, abbrechen oder ausfallen, sein Gedächtnis veralzheimern und er wird wegen seines hohen Cholesterinspiegels an einem Herzinfarkt sterben!"

Das kommt ausgerechnet aus dem Mund derer, die felsenfest auf das Wolfserbe des Hundes pochen, weil der Wolf ja nur pelzige getrocknete samonellenverseuchte Schweinshaxen frisst, wenn er sich nicht gerade völlig verblödet über einen stinkenden alten versifften Knochen zur Darmsanierung hermacht. Dann geht dieser Wolf, der sonst sterben, dessen Haare stumpf werden, abbrechen und ausfallen würden, dement und auf den Herzinfarkt wartend in den nächsten für Schipisten abgeholzten Wald und kippt sich mal eben zwischen vorbeibretternden Mountainbikern und schiesswütigen Jägern ein paar Teelöffel voll Öl in den Magen! Gib deinem Hund nur Fette und Öle, wenn er Verstopfung hat.

Von Verstopfung spricht man, wenn die Frequenz des Kotabsatzes selten ist oder der Kotabsatz ganz fehlt. Verstopfung tritt auch auf bei Lähmungen und Schmerzen in der Bauchhöhle und im Mastdarm, sowie bei mit Schmerzen einhergehenden Veränderungen im Bauchraum, beispielsweise bei Prostataentzündung, Prostatavergrößerung oder Prostatatumor.

Ernährungsberater zeigen stets mit erhobenem Zeigefinder auf die bösen gesättigten Fettsäuren und den viel zu hohen Cholesterinspiegel. Dabei hat der Großteil aller gesättigten Fettsäuren überhaupt keinen Einfluss auf den Cholesterinspiegel- sie senken ihn nicht und sie erhöhen ihn auch nicht. Was sie senken, sind die Triglyceride (Blutfettwerte).
Russell de Souza von der Michael G. DeGroote School of Medicine in Hamilton/Ontario bestätigte bereits 2015 die Resultate der Cambridge-Analyse, wonach Fette mit einem hohen Gehalt an gesättigten Fettsäuren sich nicht negativ auf die Herz-Kreislauf-Gesundheit auswirkten und das Sterberisiko durch Krankheiten in diesem Bereich nicht erhöht wird. Auch das Risiko für Diabetes Typ 2 steige nicht, wenn man gesättigte Fette wie Butter oder Kokosöl isst. Kokosöl ist nicht böse, außer man reibt es auf den Hund, um Flöhe zu erschrecken. Dann nämlich schädigt man die Hautbarriere und zerstört nachhaltig das Haarkleid, was aber die Flöhe nicht beeindruckt. Böse sind nicht die ungesättigten Fettsäuren, sondern

124

die Transfettsäuren. Diese befinden sich in fertigen Backwaren wie Kuchen, Süßigkeiten und Kartoffelchips. Dinge, die Hunde ohnehin nicht zu fressen bekommen. Was nun die hochgelobten, für die Gesundheit unentbehrlichen Öle wie Leinöl, Hanföl, Walnussöl und Co angeht, die enthalten nur die kurzkettigen Omega-3-Fettsäuren und die wiederum werden nur zu einem kleinen Teil in die langkettigen Omega-3-Fettsäuren umgewandelt. Somit kann es trotz vermehrter Öl-Aufnahme zu einem Mangel an langkettigen Omega-3-Fettsäuren kommen, aber dafür zu reichlich Durchfall.

Streiche bitte auch Nüsse vom Speiseplan deines Hundes. Mit den Nüssen kannst du Eichhörnchen und Krähen beglücken! Die meisten Nüsse sind mit Aflatoxinen (durch Schimmelpilze erzeugtes Gift) belastet, die stark krebserregend in der Leber wirken und üble Durchfälle verursachen können. Außer Aflatoxinen findet man auf Nüssen die Schimmelpilzarten Aspergillus flavus und Aspergillus ochraceus, Mykotoxine (Stoffwechselprodukte von Schimmelpilzen mit giftiger und krebserregender Wirkung) und Ochratoxin A (Pilzgift) sowie je nach Temperatur und Lagerungsbedingungen auch lebende Fadenwürmer. Die meisten Nüsse sind zudem schon in geringer Dosis giftig für Hunde.

Wenn Hunde Erdnüsse fressen, können dadurch epileptische Anfälle ausgelöst werden. Das Züricher Institut für Veterinärpharmakologie und Toxikologie führt den Fall eines neunjährigen Schnauzers an, der nach dem Verzehr einer unbekannten Menge Erdnüsse am selben Tag Erbrechen, Durchfall, Hautrötung, Quaddeln mit Juckreiz und rote Augen zeigte.

In unreifen Walnüssen befindet sich ein Strychnin ähnliches Gift auf der grünen Schale, welches für Hunde tödlich ist.

Das Animal Poison Control Centers in Illinois/USA bestätigt, dass „vier Macadamianüsse einen 15 kg schweren Hund vergiften können. Nach dem Verzehr kommt es zu Problemen beim Laufen und zu Leberschäden kommt."

Gleiches gilt für bleibelasteten Kopfsalat und Co. Rohkost gehört nicht in den Hundenapf, Obst kann sogar gefährlich sein.

Weintrauben: tödlich.

Rohe Bohnen: giftig.

Rote Beete: enthält in rauen Mengen Oxalsäure, die die Bildung von Oxalatsteinen fördert.

Spinat: hochgradig Oxalsäure-haltig, fördert Kalziumoxalatsteine und ist wissenschaftlich belegt nicht eisenhaltig, sondern bestenfalls stark mit Düngemittel belastet. Zudem geht die Eisenrechnung ohnehin nicht auf, weil Oxalsäure sowohl die Eisen- als auch die Kalziumaufnahme hemmt und somit Defizite statt Gewinne auftreten.

Bittersalz, Glaubersalz und Paraffinöl verwendete man früher als Laxantien (Abführmittel) beim Pferd. Heute wird Glaubersalz in Form von gefährlichen Schüssler Salzen für das Wurmaustreiben an Vollmondtagen und gegen Fellprobleme, Erkältungen, Magen-Darmstörungen und Arthrose verabreicht.

Was für ein Verbrechen am Tier! Take care.

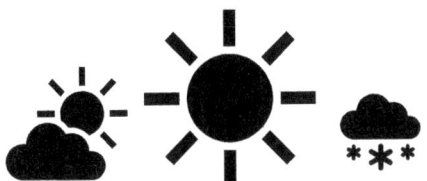

Wetter

Kaum ein Organ reagiert so empfindlich auf das Wetter wie der Verdauungstrakt. Wie ein Seismograph registriert der Magen einen bevorstehenden Wetterwechsel, ein Gewitter oder extreme Temperaturschwankungen.

Je kälter es draußen ist, desto mehr sondert der Magen Säure ab. Je tiefer die Temperatur sinkt, desto eher kommt es zu schmerzhaften Koliken im Magen-Darm-Trakt, die krampfhaften Kontraktionen nehmen zu.

Herrscht draußen Dauerfrost, steigt die Anzahl der Patienten mit Magenschmerzen, Übelkeit, Blähungen, Bauchschmerzen und Durchfall drastisch an. Auch das Herz wird durch die Kältereize extrem belastet.

Gleiches gilt für Hitzewellen. Je heißer es draußen ist, desto mehr belasten die hohen Temperaturen Herz, Kreislauf und Verdauungstrakt. Besonders schlimm wird es, wenn auch noch hohe Luftfeuchtigkeit dazu kommt. Die Haut wird verstärkt durchblutet, die Gefäße verengt, durch Wassermangel wird das Blut verdickt. Die verstärkte Hautdurchblutung geht auf Kosten der Durchblutung der inneren Organe. Da der Darm weniger stark durchblutet wird, reagiert er mit Durchfall. Die Hitze erschwert nicht nur körperliche Belastungen, sie verstärkt auch psychischen Stress und macht aggressiv. Hitzewellen stressen den ganzen Organismus, besonders betroffen sind alte und kranke Hunde sowie Welpen.

Für Patienten mit chronisch-entzündlichen Darmerkrankungen sind Hitzewellen ebenfalls eine große Herausforderung. Krankheitsschübe, bedingt durch die über mehrere Tage andauernde Hitzegrade, bedeuten für den Körper zusätzlichen Stress. Die durch die Hitze erhöhte Körpertemperatur führt zu einer stressbedingt erhöhten Cortisolausschüttung und zu einer Veränderung der Darmflora. Verändert sich die Darmflora, kann dies das Immunsystem stimulieren und bestehenden Symptome chronischer Darmleiden verschlechtern. PD Dr. med. Luc Biedermann fand 2013 heraus, dass Perioden mit anhaltend hohen Temperaturen zu einer Zunahme von Magen-Darm-Infektionen und zu Schüben bei chronisch entzündlichen Darmerkrankungen wie IBD oder Colitis führen. Bei extremer Hitze ist die Zufuhr eiskalter Speisen und Getränke unbedingt zu vermeiden, um den Verdauungstrakt nicht noch mehr zu reizen und um den Kreislauf nicht durch die umzuwandelnde Kälte zusätzlich zu belasten.

Auch Höhenaufenthalte können bei chronisch-kranken Darmpatienten Schübe auslösen. Wissenschaftlich bewiesen ist, dass physischer und psychischer Stress auch ohne Hitze bei chronischen Darmpatienten Entzündungsschübe auslöst. Zudem beeinflusst die Genetik die Verdauung. Große Rassen tendieren bei gleicher Fütterung zu häufigerem Kotabsatz als kleine. Dies liegt an ihrem geringeren Darmgewicht. Je mehr Mahlzeiten der Hund bekommt, desto öfter setzt er Kot ab.

Ernährungslügen

Ungefähr in den achtziger Jahren begann der Hype, alles, was jemals als selbstverständlich galt, in Frage zu stellen. Beginnend bei der immer größer werdenden Macht der Fertigfutterindustrie, die (mit wenigen Ausnahmen) immer schlechtere Qualität von Fertigfutter produzierte (egal ob Trockenfutter, Halbfeuchtfutter oder

Dosenfutter) und die durch den ständig wachsenden Umsatz sowie den immensen Gewinn in der Lage war, Werbung im Fernsehen zu finanzieren, wurden auch Tierärzte mit einbezogen. Exklusiv beim Tierarzt erhältliches Spezialfutter für kranke Tiere eroberte den Markt. Das Spezialfutter war um keinen Deut besser als das Normalfutter diverser Hersteller, aber Tierärzte, die sich die Sache mit der Ernährungsberatung damit vereinfachen konnten und einen Zusatzgewinn einfuhren (ein Drittel des Umsatzes stammt vom Futterverkauf!) machten gerne mit. Manche kreierten sogar eigene Marken und eigene Zusatzfuttermittel.

Als im Laufe der Jahre immer mehr Hunde (und Katzen) verdauungstechnisch kränkelten und man endlich begann die Schuld beim Futter zu suchen, wichen die schlauen Produzenten auf BARF (Biologisch artgerechte Rohfütterung) aus. Roher Schlachtabfall, der sonst in vorher tiefgefrorenen, weitgereisten riesigen Fleischblöcken durch die Gegend gekarrt, dann gekocht und zerkleinert in Dosen- und Trockenfutter landete und mitsamt Augen, Hufen und Eingeweiden als gesundes „Muskelfleisch" deklariert teuer an Mann, Frau und Hund gebracht wurde, eroberte tiefgefroren blitzschnell den Markt derer, die vom Fertigfutter enttäuscht waren. Zeitgleich sprossen selbsternannte Ernährungsberater (ich darf an dieser Stelle an den Begriff ungeschützter Beruf erinnern!) wie Unkraut aus dem Boden.

Hunde sind keine Veganer und auch keine Raubkatzen, die sich über die blutige Beute hermachen.

Hunde sind tatsächlich immer die Verlierer, egal ob es sich um Benimmregeln oder Ernährungsberatung handelt. Wie ist es möglich, dass immer mehr Menschen nicht in der Lage sind, ihre Hunde halbwegs artgerecht zu ernähren?

Im gleichen Atemzug muss man sich fragen, wieso immer mehr Menschen nicht fähig sind, ihre Hunde großzuziehen, ohne eine Hundeschule zu besuchen, die ausschließlich zur maximalen Selbstverherrlichung des menschlichen, auf Fortpflanzung, Mobiltelefon, Krieg und Fressen konzentrierten Egos dient.

Schauen wir doch mal genauer hin, wie es um die menschliche Ernährung steht. Warum werden Reizdarm und Reflux (saures Aufstoßen) immer mehr, wo es doch so ein Angebot an vermeintlich gesunder Nahrung gibt wie nie zuvor? Es liegt an der Ernährungslüge und der Faulheit. Erstere ist genauso hübsch verpackt wie das nicht mal minderwertige Hundefutter mit dem stolzen Hochglanzetikett und dem frechen Preis. Menschen wurde jahrelang eingeredet, dass nur Vollkornprodukte den Blutzucker stabilisieren können. Wehe dem, der normales Gebäck isst! Dabei ist Vollkorn der totale Horror für den Darm. Gerade Vollkorn ist für sehr viele Menschen (und Tiere!) durch den hohen Gehalt an Stärke, Gluten, Phytinsäure und Lektinen völlig unverträglich. All diese Stoffe fördern eine Darmentzündung, weil der sensible Darm damit völlig überfordert ist. Durchfall, Blähungen und Sodbrennen stehen auf der Tagesordnung. Dann kommt veganes Essen in Spiel, das mit viel Technik und Zusatzstoffen noch einen chemischen Hauch schlimmer ist als normales, antibiotikageschwängertes E-stoffhaltiges Industrieessen.

Schauen wir nun auf die empfohlene Ernährungspyramide, thront Lachs an oberster Stelle. Und das, obwohl der vermeintlich gesunde Fisch aus Aquakultur fast immer das seit 2020 verbotene Ethoxyquin, einen krebserregenden und leberschädigenden Futtermittelzusatzstoff, in erhöhten Mengen enthält. Antibiotika, Pestizide und andere Chemikalien sind 2024 immer noch im Lachs zu finden, selbst Lachse aus biologischer Zucht waren in einer Untersuchung höher belastet als in der EU erlaubt. So schwamm der

Lachs vom Luxusessen reicher Leute zum Giftfrass aus dem Diskonter. Zuchtlachs ist fünfmal giftiger als anderes Essen, er ist sogar giftiger als so manches Schädlingsbekämpfungsmittel.

Im Tierfutter, darauf kannst du deine Seele verwetten, findest du in Lachsölen, Lachs-Trockenfutter und Dosen mit Fischresten vom Lachs eines ganz bestimmt nicht: Gesundheit. Dafür findest du Pestizide und allergene Zusatzstoffe, davon aber reichlich.

Auch im vermeintlich gesunden Thunfisch findet man einen erhöhten Quecksilbergehalt.

Gucken wir nun gemeinsam auf den omnipräsenten Geheimtipp, Reis bei Durchfall zu füttern.
Im Reis befindet sich außer Fußkäse der Erntehelfer anorganisches Arsen. Arsen ist krebserregend und hat die unangenehme Eigenschaft, schon in geringen Mengen bei regelmäßiger Aufnahme Gefäße und Nerven zu schädigen sowie Herz-Kreislauferkrankungen hervorzurufen. Eine akute Arsenvergiftung führt zu Krämpfen, Übelkeit, Wahnvorstellungen, Erbrechen, inneren Blutungen, Durchfall und Koliken bis zu Nieren- und Kreislaufversagen. In den bei Kindern und Babys besonders beliebten Reiswaffeln wurden in allen Proben Arsen gefunden.
Reiskleber verklebt die Darmzotten und verklebte Darmzotten sind nicht hilfreich, wenn sie durch den Durchfall ohnehin schon vorgeschädigt sind.
Ungekochter Reis kann hitzeresistente Bacillus cereus-Sporen enthalten, die das Kochen überleben und sich dann unter 65 Grad (also bei Zimmertemperatur) schnell vermehren. Die Bacillus cereus Bakterien verursachen die typische 24 Stunden-Lebensmittelvergiftung mit Bauchkrämpfen, Durchfall, Übelkeit und

Erbrechen, wenn der gekochte Reis nicht im Kühlschrank gelagert wurde und am nächsten Tag verzehrt oder verfüttert wird. Reis ist für Getreideallergiker nicht geeignet.

Besser für den geplagten Darm sind Instant-Kartoffelflocken, welche man vor Gebrauch einfach mit heißem Wasser anrührt. Wir verwenden das Kartoffelpulver von VetConcept, weil es in handlichen kleinen Beuteln verpackt ist und dadurch nicht so schnell schimmeln kann. Manchmal verwenden wir auch das Kartoffelpüree Pulver von Lidl. Es enthält Rosmarin als Konservierungsstoff, der Beutelinhalt ist allerdings deutlich größer und eher für sehr große Hunde geeignet, da der Beutel nicht wiederverschließbar ist.

Hunde lieben Kartoffelpüree, aber selbstgemachtes Püree aus gekochten und zermatschten Kartoffeln kann bei hochsensiblen Hunden sehr oft Blähungen oder Durchfall auslösen. Du musst ausprobieren, ob dein Hund Kartoffelflocken oder selbstgekochten Kartoffelbrei besser verträgt. In Zeiten des Kartoffelkäfers, der absoluten Erdäpfel-Hässlichkeit und der Apothekerpreise der im Supermarkt erhältlichen Kartoffeln empfehle ich Kartoffelflocken, die nicht nur praktisch, sondern auch bekömmlich sind. Beutelchen auf, heisses Wasser drauf, umrühren und fertig ist die leichtverdauliche sattmachende Schonkostbeilage zum gekochten Fleisch.

In der Ernährungspyramide werden auch Obst und Gemüse als Garant für Gesundheit gepriesen. An apple a day keeps the doctor away galt vielleicht Anno domini 1965. Wer heute einen Apfel isst, nimmt einen gehaltvollen Giftcocktail zu sich. Pestizide, Fungizide, alles da, um krank zu werden. Da hilft auch der teure Griff zur Bio-Ware und Waschen der Schale wenig.

Vom Obst zum Gemüse ist es nur ein Katzensprung. Brokkoli, Kohl, Spargel und Blumenkohl enthalten Raffinose (Dreifachzucker aus Galaktose, Glucose und Fructose) und diese kann Blähungen verursachen. Die gesamte Palette und noch viel mehr davon findest du in fast jedem Fertigfutter, wo sich vor allem Erbsen als billige Füllstoffe mit Topinambur, Soja und Äpfeln um die besten Plätze balgen.
Und du fragst dich, warum dein Hund Blähungen hat?

Vieles im Fertigfutter ist nicht nur blähend, unverträglich, abführend oder unnötig, sondern auch schädlich.
Zucchini können Cucurbitacin enthalten, das Erbrechen, Durchfall, und starkes Speicheln auslöst.
Süßkartoffeln und Kürbis wirken in großen Mengen stark abführend.
Rohe Karotten kommen hinten so heraus wie sie vorne hereinkamen und sind unverdaulich, genau wie Zuckermais.

Ein kranker Magen-Darmtrakt braucht nichts von all dem vermeintlich gesunden rohen Obst und gekochten Gemüse.

Er braucht weich gekochte Karotten, die man am besten im Babynahrungssektor im versiegelten Bio-Glas erwirbt, wenn man keine Zeit oder Lust hat, täglich ein paar halbverwelkte, stark verkeimte teure Karotten aus einem Plastiksack zu nehmen und stundenlang zu kochen. Dafür muss man gar nicht Moro heißen und eine Suppe erfinden.
Wie du siehst, gibt es für alles eine Lösung.

Gefährliches und Giftiges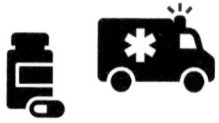

Alkohol, Kaffee und Tee (schwarzer, grüner Tee und weißer Tee) enthalten Theobromin. Dieser Stoff kommt sowohl im Kaffee wie auch in der Teepflanze vor, wird vom Vierbeiner schwerer verdaut oder gar nicht abgebaut. Vor allem grüner Tee verursacht Herzrasen und Rastlosigkeit. Kaffee oder Tee lösen bei Epileptikern Krampfanfälle aus wie auch die sogenannte „Hundeschokolade" und ja, auch die oft verharmloste weiße Schokolade! Je höher der Kakaogehalt, desto höher ist auch der Anteil des Theobromin. In 100g weißer Schokolade finden sich beispielsweise 200mg Theobromin, während in 100g Zartbitterschokolade bereits 1600mg enthalten sind. Am meisten Theobromin ist in purem Kakaopulver zu finden, welches gerne zum Tortenbacken verwendet wird. Ab einer Dosis von 100 – 300mg/Theobromin pro Kilogramm Körpergewicht führt Theobromin bei unseren Vierbeinern zum Herz- und Kreislaufversagen.

Knoblauch und Zwiebeln sind in jeder Hundegruppe ein Thema. Es gibt unerträgliche Diskussionen über Knoblauch, der gegen Flöhe, Zecken und Würmer helfen soll. Die darin enthaltenen Sulfide (N-Propyldisulfid) zerstören die roten Blutkörperchen und verursachen dadurch eine Anämie (Blutarmut). Vergiss die berühmten unschädlichen fünf Gramm Knoblauch pro Kilo Körpergewicht. Schon viel geringere Mengen können bei sensiblen und erst recht bei hochsensiblen Hunden toxisch sein.

Nachtschattengewächse wie rohe Kartoffeln, Auberginen und Tomaten enthalten giftiges Solanin. Auch das Kochwasser der Kartoffeln ist giftig.

Paprika enthalten ebenfalls giftiges Solanin.

Pflaumen, Aprikosen, Pfirsiche oder Kirschen enthalten Cyanid im Kern. Cyanid wird im Magen zu Blausäure umgewandelt, die wiederum die Zellatmung zum Erliegen bringt. Wird der Kern verschluckt, tritt der Tod durch innerliches Ersticken ein.

Hülsenfrüchte wie Bohnen oder Kichererbsen sollten nie roh verzehrt werden, denn sie enthalten das Gift Phasin. Es handelt sich dabei um ein Lektin (ein Zucker bindendes Eiweiß), das die roten Blutkörperchen verklumpt. In großen Mengen ist der Verzehr von rohen Hülsenfrüchten tödlich. Die giftige Dosis hängt jedoch (wie bei fast allen Lebensmitteln) von der Konstitution des Vierbeiners ab. Oft reichen geringe Mengen, die Vergiftungssymptome wie Blutungen im Magen-Darm Trakt, Durchfall, Erbrechen, Fieber und Krämpfe hervorrufen.

Rohes Schweinefleisch tötet den Hund mittels Aujeszky Virus, es gibt keine wirksame Therapie. Gekochtes Schwein hingegen ist sehr bekömmlich für den Magen.

Die in Weintrauben (und in noch größeren Mengen in Rosinen) vorhandenen Tannine erhöhen die Kalziumwerte im Blut des Hundes drastisch, wodurch die Nierenwerte ansteigen. Bei schlechter Konstitution und bei kleinen Rassen können deshalb bereits geringe Mengen Vergiftungserscheinungen hervorrufen, bei hohen Konzentrationen kann es zum Nierenversagen kommen.

Die Avocado enthält Persin, welches den Herzmuskel des Hundes schädigt.

Kohlrabi, Kohl und gekochte Bohnen sind stark blähend und schädigen den Darm.

Die Schale der Mango enthält ein natürliches Allergen namens Urushiol und kann bei Tieren allergische Reaktionen hervorrufen. Manchmal kommt beim Pflücken der milchige Saft der Pflanze an die Frucht, der in größeren Mengen giftig ist. Außerdem werden exotische Früchte vor dem Transport gegen Schimmel und Schädlinge gespritzt. Mangos gehören daher nicht auf den Speiseplan des Hundes.

Die Wassermelone, im Sommer gerne eisgekühlt zur Erfrischung gereicht, eignet sich nur bedingt bis gar nicht für verdauungstraktgeschädigte Hunde. Eiskaltes mag auch der gesunde Magen nicht, auch nicht als eiskaltes Wasser. Die kalte Wassermelone erfrischt zwar im ersten Moment, durch die Kälte ziehen sich jedoch die Blutgefässe zusammen. Der Körper muss sich enorm anstrengen, um Eisgekühltes wieder zu erwärmen, bevor es ins Blut aufgenommen werden kann. Das erfordert Anstrengung, vor allem weil die Körpertemperatur des Hundes (große Hunde: 38–38,5 Grad, kleine Hunde: 38,5–39 Grad) um einige Grade höher als die des Menschen (36- 37 Grad) ist. Durch die Erwärmungsarbeit des Körpers schwitzt man nach Eisgekühltem noch stärker als vor der Abkühlung, verliert dadurch bei hohen Aussentemperaturen noch mehr Flüssigkeit und der Kreislauf wird sehr stark belastet. Kaltes reizt nicht nur den Magen, sondern verursacht bei sensiblen Säugetieren auch Bauchschmerzen und Durchfall. Diese Symptome entsehen, weil der Magen Kaltes schneller in Richtung Darm loswerden will. Dies tut er krampfhaft, es entstehen Magenkrämpfe. Für Hunde mit angeschlagenem Darm und Hunde mit Colitis oder IBD ist die Wassermelone auch bei Zimmertemperatur völlig ungeeignet, weil ihr Verzehr sofort einen Krankheitsschub auslösen kann. Ihr sehr hoher Ballaststoffanteil und das in der Melone enthaltene Lycopin kann Entzündungen der Darmschleimhaut und dadurch Durchfall und Blähungen verursachen. Die Wassermelone kann zwar durch ihren sehr hohen Wassergehalt Füssigkeitsdefizite bei Durchfall ausgleichen, sie löst aber gleichzeitig bei Reizdarm durch ihren Gehalt an FODMAP's (Fermentierbare Oligosaccharide, Monosachharide and Polyole), einer bestimmten Gruppe von Kohlenhydraten und Zuckeralkoholen, die im Dünndarm nur schlecht resorbiert werden, Durchfall aus.

Gelegentlich finden sich bei aufgeschnitten und verpackt verkauften Melonenstücken auch durchfallerrregende Keime im Fruchtfleisch wie Listerien, Salmonellen und E. Coli Bakterien.

Im aufgetautem Barf-Fleisch tummeln sich Salmonellen, Campylobacter, Shigellen, Yersinien, Escherichia coli, Staphylokokken, Listerien, das Bakterium Clostridium botulinum sowie noch einige andere. Nach dem Verzehr entsteht das, was man beim Menschen als Lebensmittelvergiftung bezeichnet. Der Hund wird ernsthaft krank und benötigt schlimmstenfalls einen Tierarztbesuch und sehr viele Antibiotika, um nicht daran zu sterben. Ernste Krankheitssymptome können auch erst eine Woche bis zehn Tage nach Verzehr auftreten, beispielsweise bei einer Campylobacter- Infektion! Und niemand weiß, warum es dem Hund plötzlich so schlecht geht.
Was passiert, wenn man dieses angetaute oder ganz aufgetaute rohe Fleisch sicherheitshalber kocht? Kann man damit alle Erreger zuverlässig abtöten? Leider nein. Nur 90 Prozent der lebenden Krankheitserreger werden durch Kochen abgetötet, während die restlichen 10 Prozent munter weiter Toxine bilden. Schimmelpilze werden durch Kochen gar nicht abgetötet.

Barfer: „Und dann schlag ich noch ein rohes Ei drauf, wegen dem Kalzium!" Nicht nur die Salmonellose schlägt bei rohem Ei gnadenlos zu, eine Verfütterung von rohem Ei bewirkt, dass durch das im Eiweiß enthaltene Avidin die Biotinaufnahme im

Hundeorganismus verhindert wird. Biotin (Vitamin H oder B7) ist wichtig für den Stoffwechsel; Biotinmangel zeigt sich als struppiges stumpfes glanzloses Haarkleid in Kombination mit Juckreiz und geröteter entzündeter Haut. Ei kochen, Avidin weg. Hartgekochte Eier sind aber leider nicht magenfreundlich.

„Büffelhautknochen" werden aus Abfällen der Lederproduktion in China hergestellt und dann über die Weltmeere verschifft. Es handelt sich ausschliesslich um Lederabfälle, die vorher ein Chemiebad in Chemikalien unbekannter Zusammensetzung und Toxizität nahmen und denen anschliessend Lockstoffe und Geschmacksverstärker zugesetzt wurden. Kein Hundekörper kann Kauknochen ohne Probleme verstoffwechseln. Magen-Darmtrakt, Leber, Milz, und Nieren nehmen immer Schaden. In Amerika starben tausende Hunde nach dem Verzehr chinesischer Leckerlis, nachdem sie vorher unter Durchfall und/oder Erbrechen litten, anschließend Leber- und Nierenversagen sowie innere Blutungen bekamen und dann nicht mehr zu retten waren. Wie kann man in Europa glauben, dass ein Land, in dem Hunde als Delikatesse barbarisch abgeschlachtet und aufgegessen werden, sich die Mühe macht, hochwertiges Hundefutter oder Kauwaren für einen Spottpreis zu produzieren?

Plastikfüllstoff aus geöffneten Stofftieren kann der Hund nicht mehr selbst aus dem Maul entfernen, er wird abgeschluckt. Dies führt zu schlimmen Magenproblemen bis hin zur Magen-Darmoperation. Qietschteile und Augen werden verschluckt. Gelegentlich bleiben sie auf ihrem Weg Richtung draußen irgendwo im Körper stecken und keiner weiß, warum es dem Hund plötzlich schlecht geht. Oft sieht man das Zeug nicht einmal am Röntgenbild. Sehr oft werden ganze Kongs verschluckt.

Plastikschleckmatten und Plastikschlingmatten sind nicht nur toxisch, sondern auch gefährlich für die sensible Hundezunge. Diese entzündet sich durch die Reibung an Noppen und Plastikerhöhungen. Der Hund kann nicht mehr schmerzfrei fressen, außerdem sind die Inhaltsstoffe hochgradig krebserregend.

Medicus curat, natura sanat! Der Arzt behandelt, was die Natur ohnehin heilt. In dem Fall heißt es wohl eher, dass weder Arzt noch Natur eine Chance haben heilend einzugreifen, und nur der äußerst starke Überlebenstrieb mancher Hunde sie vor dem Verrecken bewahrt.

Manchmal, und das ist besonders traurig, machen selbst tierärztliche Kollegen nicht halt vor kuriosen Ratschlägen zur Darmsanierung. Wundere dich also nicht, wieso so viele Hunde dauernd krank sind. Wundere dich lieber, wieso sie es nicht werden angesichts dessen, was an einem Tag passieren kann, in einem einzigen, kurzen Augenblick. So viel Zerstörung von gesunden, wunderbaren Tieren, nur weil Menschen leichtgläubig sind.

Giftige Kühlmatten und krankmachende Kühlmäntelchen im Sommer, giftige Spielsachen, giftige Kauartikel, eisgekühlte Spielbälle, schlechtes, aber teures Fertigfutter mit unnötigen, überdosierten Zusätzen, falsch deklariert, irreführend verpackt, nicht sättigend, aber dafür krankmachend. Das alles tun wir unseren besten Freunden an.
Was kannst du verbessern?

Gesundmacher-Tools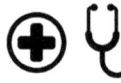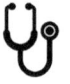

Auf den folgenden Seiten findest du alle Werkzeuge, die du brauchst, um deinen Hund gesund zu machen oder seine Heilung zu unterstützen. Alle Produkte sind auch für den kränkelnden menschlichen Verdauungstrakt geeignet. Bedenke bitte, dass dieses Buch keinen Tierarztbesuch ersetzt. Bei anhaltenden oder starken akuten Magen-Darm-Beschwerden sind vorab eine Entwurmung, Tests auf Mittelmeerkrankheiten sowie ein großes Blutbild (inklusive Gallensäurewert) und eine Ultraschall-Untersuchung durch einen Facharzt nötig, um nicht ins Blaue hinein zu therapieren.

Bei Felicita kam das Ausmaß der Magen-Darm-Katastrophe im Ultraschall ans Tageslicht. Zu sehen waren ein Magengeschwür, eine reaktiv entzündete Bauchspeicheldrüse, veränderte Darmwände sowie starke Blähungen und vergrößerte Darmlymphknoten. Spannenderweise sind Humanmediziner nicht in der Lage, diese Dinge im Ultraschall zu sehen. Sie brauchen dazu tatsächlich ein Endoskop, was wieder mal den Unterschied zu Veterinären deutlich macht. Wir sind die besseren Ärzte. Q.e.d., was zu beweisen war.

Felicita litt unter quälenden Koliken, ihre Leber sah aus wie ein Sieb (obwohl ihre Leberwerte top waren) und zusätzlich hatte sie schwere Colitisschübe mit IBD-Verdacht.

Heute ist mein Hund abgesehen von Wetterwechsel-Tagen, an denen Felicitas Bauch gegen vier Uhr in der Früh zu zischen und gurgeln beginnt, gesund. In diesen Zischstunden verweigert sie Futter und Wasser und will beharrlich Gras fressen. Das Zischen stoppt Stunden später so plötzlich wie es kam. An guten Tagen dauert es drei Stunden, an schlechten schon mal zwölf. Das war nicht immer so! Der Weg dorthin war steinig und hart und das

Zischen gepaart mit stinkenden blutig-schleimigen hartnäckigen Durchfällen, nächtlichem Erbrechen, üblen Schwefel-Blähungen, Appetitlosigkeit, Allergieschüben, Leckanfällen, Hot Spots (feuchte, sehr schmerzhafte Hautentzündungen), heftigen Bauchschmerzen, Sodbrennen, Übelkeit und Gewichtsverlust. Insgesamt dauerte der Horror zwei Jahre. Felicita muss lebenslänglich das für sie geeignete Futter, diverse hier angeführte Zusatzstoffe und Nahrungsergänzungsmittel sowie maßgeschneiderte getreidefreie Leckerlis bekommen, um gesund und munter zu bleiben. Ein Rückfall wäre sonst jederzeit möglich.

Selbst kleinste Futterfehler bewirken einen Rückfall!

Aber mit der richtigen Einstellung (und nur hier lasse ich das beliebte Wort Konsequenz gelten!) ist das kein Problem. Mit ein paar selbstlimitierenden Zisch-Stunden können wir gut leben.
Ich stelle dir nun hilfreiche Gesundmacher-Tools vor.
In den nachfolgenden Kapiteln Magen, Darm und Bauchspeicheldrüse findest du die geeigneten Tools, die du für die Therapie brauchst, aufgelistet. Du kannst bei Bedarf nachlesen, wie du sie am besten anwendest. Mach dir hier gerne Notizen, wenn du magst!

Akupressur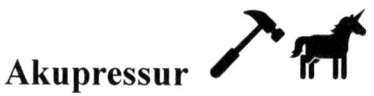

Akupressur ist die freundliche Schwester der Akupunktur und für jedermann überall durchführbar. Man verwendet statt Nadeln seine Finger, um spezielle Akupunkturpunkte durch leichten Druck zu aktivieren. Akupunktur ist ein seit 3000 Jahren bekanntes Heilverfahren, dessen Wirksamkeit 2024 an Studien mit Schmerz- und Heuschnupfenpatienten bewiesen wurde. Eine Heuschnupfenstudie ergab, dass Akupunktur sogar wirksamer als reine Bedarfstherapie ist und sogar bei Polyneuropathien (systemisch bedingte Schädigung peripherer Nerven) wirkt. Wie genau Akupunktur wirkt, ist aber bis heute nicht geklärt,

Der *Magenpunkt,* den man bei Koliken und Erbrechen drückt, liegt am Dornfortsatz des 13. Brustwirbels. Du findest ihn, indem du mit den Fingern die letzte Rippe deines Hundes suchst und dann diese mit dem Finger entlang Richtung Rücken bis zur Wirbelsäule fährst. Ein bis zwei Finger außerhalb der Wirbelsäule befindet sich der Punkt. Drücke ihn ein paar Sekunden lang fest, aber nicht zu fest und lass dich von der Wirkung überraschen. Du kannst dies mehrmals täglich tun.

Der *Panikpunkt* befindet sich beim Hund in den Ohrmuscheln, wo auch sehr viele andere Akupunkturpunkte sitzen. Du kannst nicht viel falsch machen, wenn du die Ohrmuscheln deines Hundes sanft drückst, um ihn zu beruhigen.

Ballaststoffe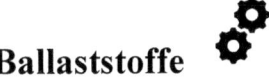

Ballaststoffe sind alles andere als Ballast für den Säugetierkörper! Ohne Ballaststoffe funktioniert die Verdauung nicht, denn Ballaststoffe machen den Stuhl fest, indem sie das Kotvolumen steigern und die Verdauung fördern. Sie binden Gallensäuren, welche das darin enthaltene Cholesterin aus dem Körper schleusen. Dadurch muss der Körper wieder neue Gallensäuren produzieren und benötigt dazu Cholesterin, was wiederum den Cholesterinspiegel senkt. Ballaststoffe sind für den Magen unverdaulich und erreichen in aufgenommener Form den Dickdarm, wo sie nützliche Darmbakterien versorgen und dann ausgeschieden werden. Sie senken das Magen-Darmkrebsrisiko. Zur Ballaststoffgabe brauchen zu Verstopfung neigende Säugetiere immer eine ausreichende Flüssigkeitsaufnahme.

Wie bei allen Dingen macht auch bei Ballaststoffen die Dosis das Gift. Zu viele Ballaststoffe sind ungesund, weil durch zu viele unverdauliche Stoffe auch viele Darmgase entstehen. Diese blähen den Dickdarm auf und das tut weh. Durch die starke Aufblähung **schließt die Ileozäkalklappe, die kleine** Schleimhautfalte zwischen Dick- und Dünndarm, nicht mehr richtig und der Nahrungsbrei fließt vom Dickdarm zurück in den Dünndarm. Dort verursachen die Dickdarmbakterien heftige Abwehrreaktionen. Durchfall und Bauchschmerzen entstehen.

Haferkleie:
Isst das menschliche Säugetier 3-4 gehäufte Esslöffel Haferkleie pro Tag, ist damit sein Bedarf an Ballaststoffen ausreichend gedeckt und man hat dem Cholesterinspiegel, der Blutzuckerregulation und der Verdauung etwas Gutes getan.

143

Haferkleie enthält 50 Prozent mehr Ballaststoffe als Haferflocken und wirkt nach ein paar Wochen sehr gut bei ständig verstopften und dadurch entzündeten Analdrüsen.

Dosis für das hündische Säugetier: 1 gehäufter Esslöffel pro 10kg/KGW

Patienten mit Getreideunverträglichkeit und Getreideallergiker nehmen Ballaststoffe in Form von weichgekochten Möhren/Karotten, Quinoa, eingeweichten Leinsamen (1Teelöffel pro Tag, vorher in ¼ Liter Wasser einweichen) und Kokosflocken-keksen zu sich. Der Darm wird es danken.

Bananen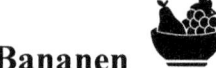

Bananen enthalten Pektine, lösliche Ballaststoffe, die Wasser im Darm binden und gut gegen Durchfall sind.

Die Banane schützt die Magenschleimhaut. Sie enthält je nach Reifegrad Zucker und ist dadurch nicht unkontrolliert für Zuckerkranke und Übergewichtige geeignet. Sie enthält auch Vitamin C, Kalium (Achtung bei Herzpatienten, hier nicht zu viel davon füttern), Magnesium und Purin (daher keine Banane bei Dalmatiner und Englischer Bulldogge). Indische und britische Forscher setzten Bananenpulver, das aus fünf Wochen vor der Reife gepflückten Bananen gewonnen wurde, erfolgreich gegen Magengeschwüre ein. Das Pulver stimulierte das Wachstum gesunder Schleimhautzellen, versiegelte Schleimhaut-Krater und schützte sie vor weiteren Magensäureangriffen.

Bananen sind gut für den Darm, das Herz-Kreislaufsystem und den Cholesterinspiegel. Sie senken den Blutdruck und liefern schnell Energie. In kleine Scheiben geschnittene Bananen kann man im Backrohr dörren oder pur essen, wenn gerade kein Hundefutter bei der Hand ist und der Hund nach anstrengender Nasenarbeit Energie braucht. Oder man reicht Bananenbrei mit etwas Naturjoghurt, zarten Haferflocken und Manuka Honig zum Aufpäppeln.

Man kann mit Bananen hervorragende ballaststoffreiche sattmachende magenfreundliche Kekse backen, indem man sie mit Kokosflocken, Kartoffelmehl (Kartoffelstärke) und Ei vermischt.

Dieses Rezept ist getreidefrei und antiallergen:
200g Kokosflocken
250g Kartoffelmehl
2 reife Bananen
2 ganze Eier
Bei Bedarf etwas Wasser dazugeben

Zutaten mit dem Löffel vermischen und mit einem großen Messer auf dem Backpapier dünn ausstreichen. Bei 150 Grad auf mittlerer Schiene backen und in kleine Stücke schneiden.
Die Kekse ersetzen durch den hohen Öl- und Ballaststoffgehalt der Kokosflocken jegliche Öl- und Ballaststoffzugabe bei einer Diät-Füttterung von gekochtem Reinfleisch mit Kartoffelpüree und Karottenbrei. Sie sind lange haltbar und schmecken auch dem Menschen gut.

CBD-Öl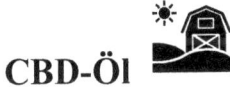

CBD (Cannabidiol) ist ein Phyto-Cannabinoid aus dem weiblichen Hanf. CBD aktiviert das Endocannabinoidsystem, welches die Schmerzempfindung dämpft und Entzündungen hemmt. Die Cannabinoidrezeptoren CB1 und CB2 sind bei Menschen und Hunden gleich, sie befinden sich im Zentralen Nervensystem und in allen wichtigen inneren Organen wie dem Magen-Darm-Trakt, der Bauchspeicheldrüse und dem Herz. CBD ist weder psychoaktiv, noch gibt es Nebenwirkungen. CBD wirkt antiepileptisch, schützt Neuronen, hemmt Entzündungen und Schmerzen und lindert auch Übelkeit. CBD lässt den Anwender entspannter und schmerzfreier durchschlafen und stimuliert dadurch das Immunsystem. Die volle Wirkung tritt nach ungefähr drei Wochen ein, da CBD erst langsam im Körper anflutet.

Die tägliche Dosis muss in kleinen Schritten bis zur Erhaltungsdosis gesteigert werden. Hochsensible Hunde brauchen nur eine minimale Dosis, andere die Höchstdosis.

Wir verwenden VET CBD Extrakt Premium 10® CBDVITAL von Vitrasan GmbH.

Empfohlene Dosierung Vet CBD Öl 10%:
Hunde ab 20 kg 1-4 Tropfen, bei Bedarf höhere Dosis
Für Hunde unter 10 kg gibt es Vet CBD Öl 5%

Colostrum (Kolostrum, Biestmilch)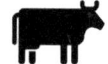

Kolostrum ist das Sekret, das in den ersten 24 bis 48 Stunden nach der Geburt aus dem Euter abgesondert wird. Es ist dicker und gelblicher als normale Muttermilch und reich an wertvollen Stoffen, die das Immunsystem des Säuglings aufbaut und stärkt. Es enthält Vitamine, Mineralien, Wachstumsfaktoren,

Aminosäuren und maternale Antikörper (Antikörper der Mutter gegen Antigene). Die maternalen Antikörper werden durch die Biestmilch von der Mutter auf das Kind übertragen, damit das Baby die ersten Wochen ohne eigenes Immunsystem gesund und immungeschützt überstehen kann. Weil dies bei allen Säugetieren so ist, werden Hundewelpen erst dann geimpft, wenn der Schutz der maternalen Antikörper wieder nachlässt. Kolostrum stärkt auch das Immunsystem erwachsener Säugetiere. Es ist als Pulver oder Flüssigkeit im Handel und stammt von der Kuh oder der Ziege.

Kolostrum wirkt entzündungshemmend und unterstützt das Immunsystem. Es stärkt die Darmbarriere und bekämpft erfolgreich das Leaky Gut, steigert die Vitalität im Alter, beeinflusst Knochenstärke und Muskelmasse positiv, lindert Allergien und wird oft bei Asthma und atopischer Dermatitis (Hautenzündung durchTyp-I-Überempfindlichkeitsstörungen) eingesetzt.

Dosierung: siehe Beipacktext
Achtung: nicht hitzestabil

Chlorella Algen

Die grüne Süsswasseralge ist ein gesunder Alleskönner.
Da sie nur gering Jodhaltig ist, kann sie auch für Hunde mit Schilddrüsenüberfunktion eingesetzt werden.
Sie bindet Giftstoffe wie Schwermetalle (Impfstoff-Adjuvantien) sowie organische Toxine.
Sie enthält Vitamin A, C, D, E, K1, den Vitamin B-Komplex, Eisen, Kalium und Magnesium sowie Spurenelemente.

Chlorella fördert die Darmflora, indem sie das Wachstum „guter"
Bakterien anregt, lindert Irritationen der Darmschleimhaut,
fördert die Lebergesundheit, wirkt entzündungshemmend und
schmerzlindernd. Menschen, die viel Kaffee aus
Aluminiumkapseln genießen, sollten Chlorella regelmäßig
einnehmen, um das Aluminium im Körper zu binden und
auszuscheiden.

Dosierung: 1-1,5g Chlorella pro kg Körpergewicht
Wir verwenden Chlorella Kapseln von LaVie GmbH,
in einem Glas sind 90 vegane Kapseln.

Enzyme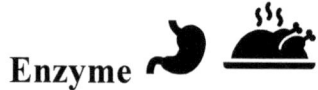

Ist die Verdauung bei einer Magen-Darmentzündung bereits
schwer gestört, entzündet sich die Bauchspeicheldrüse als Folge
der Magen-Darmentzündung ebenfalls als reaktive Pankreatitis
mit. Man unterstützt die Heilung des Organs mit
Diätfuttermitteln, die gereinigte Pankreasenzyme (Lipasen,
Amylasen, Proteasen, Trypsin und Chymotrypsin) enthalten. Je
nach Schweregrad der Erkrankung gibt man die Enzymmischung
zu jeder Mahlzeit direkt mit dem Futter für ein paar Wochen oder
auch lebenslänglich ein. Auch bei chronischem Durchfall ist eine
längere Enzymgabe hilfreich. Am Markt sind Enzyme aus
Schweine- oder Rinderpankreas.

Pankreasenzyme übernehmen die Aufgabe der fehlenden oder
nur noch mangelhaft gebildeten Verdauungsenzyme.
Sie unterstützen die Darmschleimhaut bei der Regeneration und
der Bildung neuer „Bürstensaumenzyme" (Alpha-Glucosidase).

Dosierung: Je weniger Enzyme das Pankreas noch selber bilden kann, desto höher die Dosis.
Je länger der Durchfall dauert, desto höher die Dosis.
Je fettreicher das Fleisch, desto höher die Dosis.

Die Dosisempfehlung auf dem Beipacktext des Enzympräparats ist ein guter Richtwert. Normalisiert sich die Verdauung wieder und der Hund nimmt an Körpergewicht zu, kann man die Dosis bis zum Erhaltungswert reduzieren. Je länger der Durchfall dauert, desto länger dauert auch die Enzymgabe.

Wir verwenden Kreon®-Kapseln von Mylan. (Beipacktext zur sicheren Einnahme beachten!)

Ernährung

Ein kaputter Verdauungstrakt braucht ausgewogene, leicht verdauliche, am besten breiige oder faschierte Nahrung, die reich an Kohlenhydraten und arm an Fetten ist.

Magenschonkost für den Hund besteht (im Verhältnis 2/3 Kohlenhydrate, 1/3 Eiweiss) aus:

1, Kohlenhydrate wie:
  Instant Kartoffelbrei
  gekochter Kartoffelstampf
  Haferbrei aus zarten Haferflocken
2, Fettarmes Eiweiss wie:
  gekochte Hühnerbrust ohne Haut, ohne Knorpel oder Knochen
  gekochte Kaninchen ohne Haut, ohne Knorpel oder Knochen
  fettarmer Hüttenkäse, fettarmer Topfen (Quark)

Dazu reicht man wenig Ballaststoffe wie gekochten Karottenbrei oder Babynahrunggläschen „Karotte pur". Wir verwenden Babygläser von Hipp „Reine Bio-Karotten aus dem Handel (zB. DM-Markt)

Der Hund hat einen Speichermagen, der Magen ist nie ganz leer. Es liegt am falschen Futter, zu langen Futterintervallen oder an der Futtermenge, wenn der Magen zu lange leer ist. Ein vorgeschädigter leerer Magen ist schmerzhaft, weil die Magensäure die Magenwand angreift. Ist er nicht vorgeschädigt, wird er garantiert geschädigt, wenn der Hund mit leerem Magen Bergtouren, Gewaltmärsche, Agility oder Hundeplatz-Gehorsamskram machen muss. Spitzensportler berichten über Übelkeit, Durchfall und Erbrechen bei Höchstleistungen mit leerem Magen. Beim Hund ist das nicht anders!

Daher sollte jede Mahlzeit immer zeitig genug erfolgen, um einen völlig leeren Magen zu vermeiden. Man reicht die letzte Mahlzeit immer spät genug, um das Intervall dazwischen möglichst klein zu halten.

Einen magenkranken Hund füttert man 5-8-mal täglich mit sehr kleinen Portionen. Das Futter soll breiig und lauwarm (Handrückentest wie beim Babyfläschchen) sein. Magenkrankheiten werden nicht nur durch falsche Fütterungsintervalle ausgelöst, sondern vor allem durch eine viel zu lange Pause zwischen den Mahlzeiten oder durch die Gabe einer einzigen riesigen Mahlzeit. Die erste Mahlzeit reicht man zwischen 4 und 5 Uhr morgens, die letzte gegen 21 Uhr abends. In der akuten Phase bekommt der kranke Hund zwei oder drei Wochen lang gegen Mitternacht oder zwei Uhr morgens einen

Löffel magenschützenden Magenschutzschleim (ohne anschließende Mahlzeit).

Das erste Anfüttern nach dem Erbrechen erfolgt ein paar Stunden nach dem letzten Erbrechen. Man gibt dem Hund vorher Magenschutzschleim ein und füttert anschließend zehn Minuten später je nach Hundegröße einen Kaffeelöffel bzw. einen Teelöffel bzw. einen Esslöffel voll magenschonendes Futter.

Zu jeder Mahlzeit reicht man etwas (5-10Milliliter) lauwarmen Käsepappeltee (Malvenblättertee) in einer kleinen Schale zum Trinken. Hunde, die nicht trinken wollen, trinken, wenn man die Flüssigkeit in die Handfläche leert und diese dann ablecken lässt. Alternativ bestreicht man das Wasserschälchen am Rand mit etwas Leberwurst für Hunde von Trixie® (nur einen Hauch für den Geruch!) oder man macht den Tee mit etwas Bienenhonig verlockender. Kurz nach dem Erbrechen muss man allerdings darauf achten, dass nicht zu schnell oder zu viel getrunken wird, sonst kommt der Tee zurück. Besonders eiskaltes Wasser auf nüchternen Magen reizt die Magenschleimhaut enorm und ist daher immer zu vermeiden.

Die Zauberworte bei Erbrechen lauten: kleine Mengen langsam trinken und kleine Mengen langsam essen. Man füttert dem Patienten die gemusten, gebreiten oder faschierten winzigen, handwarmen Portionen in stressfreier Umgebung. Keinesfalls bietet man dem Hund Kauwaren oder Fertigkekse an!

Bei Magen-Darm-Schonkost ist immer auf einen geringen Fettgehalt zu achten.

Fettgehalt diverser Fleischsorten (die Prozentwerte sind Richtwerte und variieren mit der Fleischqualität und dem Fleischteil):

Hühnerbrustfilet 1%
Hühnerfleisch ohne Haut 6%
Putenbrust 1%
Schweinsfilet 2%
Känguru 2%
Strauss 2%
Kaninchen 2%
Hirsch 3%
Ente ohne Haut 4%
Pferd 3%
Reh 4%
Rind 4%
Hühnerfleisch ohne Haut 6%
Schaf 7%
Ziege 8%

Flohsamenschalen

Flohsamenschalen binden überschüssige Magensäure und regulieren die Darmbewegung sowie den Kotabsatz innerhalb von 12 Stunden. Lösliche Fasern binden Wasser und verbessern so die Kotkonsistenz, stabilisieren die Motilität und verändern den bakteriellen Stoffwechsel im Darm bei einem Entzündungsschub. Man weicht einen Teelöffel Flohsamenschalen in einem viertel Liter Wasser ein und lässt die Mischung eine viertel Stunde ziehen. Einen Teelöffel des entstandenen Gels dem Futter beigegeben,
Da diese Samen sehr stark quellen, darf man sie keinesfalls trocken einnehmen oder eingeben, da sie sonst die Speiseröhre

verstopfen! Auf eine ausreichende Wasseraufnahme bei der Einnahme von Flohsamenschalen muss immer geachtet werden. Flohsamen nicht gemeinsam mit Leinsamen einnehmen.

Haferflocken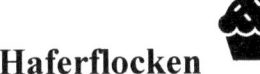

Zarte Haferflocken sind leicht verdaulich, enthalten viele Ballaststoffe, einen hohen Eiweißgehalt, sowie Mineralstoffe, Vitamin B, Spurenelemente und Fettsäuren.

Sie sind magenfreundlich und eignen sich als Schonkost in Form von Keksen, Porridge (mit Wasser oder fettarmer Hühnersuppe zubereitet) sowie als Snack in Kombination mit Hüttenkäse, Topfen (Quark), gekochter Hühnerbrust oder gekochten Karotten. Man füttert sie immer ein paar Minuten in Wasser vorgequollen, damit sie nicht erst im Magen aufquellen.

Heidelbeeren

Getrocknete Wald-Heidelbeeren (Wald-Blaubeeren) in Apothekerqualität sind basisch und enthalten Gerbstoffe, die schädliche Darmbakterien binden. Sie reparieren Läsionen in der Magenschleimhaut, indem sie deren Heilung beschleunigen und stark stopfend wirken. (Rohe Heidelbeeren wirken hingegen abführend!)

Die in Heidelbeeren zahlreich enthaltenen Bioflavonoide bilden eine Schutzbarriere gegen Infektionen, die Anthocyane senken den Cholesterinspiegel durch eine erhöhte Cholesterin-ausscheidung. Außerdem liefern sie Vitamin C, A und E sowie

Vitamin P, welches Blutungen in der schwer verletzten Magenschleimhaut vorbeugt.

Bei einer Magenschleimhautentzündung ist die Fettaufnahme gestört, auch hier helfen die getrockneten blauen Beeren durch eine verbesserte Aufnahme der Fette in der Nahrung.

Sie stoppen sehr schnell Durchfall. Diese Wirkung haben allerdings nur die wilden Waldbeeren aus der Apotheke, die riesigen Zuchtheidelbeeren aus dem Supermarkt wirken nicht, sind mit Toxinen belastet und schmecken auch nach nichts.

Dosierung: Bei kleinen Hunden reichen oft schon ein bis zwei Beeren, große Hunde vertragen ein bis zwei Teelöffel zwei bis dreimal täglich bis der Durchfall nachlässt.

Honig und Manuka Honig

Echter Bienenhonig vom Imker (ich kaufe unseren Honig nur bei der Familie Paierl in der Steiermark) kann Magengeschwüre verkleinern und die Gärung im Darm eindämmen, ist aber nicht geeignet für Welpen und Diabetiker. Auch Babys dürfen keinen Honig essen, da Honig mit Clostridien botulium verunreinigt sein könnte, was besonders für Säuglinge lebensgefährlich ist. Im Säuglingsdarm keimen Clostridium-Sporen aus, die für den Kinder- und Erwachsenendarm kein Problem darstellen.
Honig sollte dem Hund ohnehin immer nur in kleinen Mengen gegeben werden.
Der Honig kann mit Propolis Tropfen 20% ohne Alkohol (wir verwenden Propoli Tropfen Mundspüllösung ohne Alkohol® von Health care) gemischt werden, um die entzündungshemmende

Wirkung noch zu steigern und den Geschmack von Propolis zu verbessern.

Eine aktuelle Aussendung der Lebensmittelwissenschafter der University of Illinois Urbana-Chapaign bestätigt, dass die Kombination Yoghurt-Bienenhonig besonders günstig auf das gastrointestinale Mikrobiom wirkt. Vor allem Griechisches Joghurt enthält zusätzlich zu den herkömmlichen Joghurtkulturen spezielle Bifiodobakterien (Probiotika), die für eine gesunde Darmflora sorgen. Der Honig fördert das Überleben probiotischer Bakterien im Darm.

Auf stark entzündete Wunden trägt man Manuka-Honig in Form von Manuka Salbe oder Manuka Spray auf.

Echter Manuka Honig stammt von der Südseemyrte (Manuka), die ausschließlich in den wilden, bergigen Regionen Neuseelands wächst. Das Geheimnis seiner Kraft liegt im MGO-Gehalt. Normaler Bienenhonig weist minimale MGO Werte auf, Manuka Honig zwischen 250 und 1000 mg pro Kilogramm. Der MGO Wert (Methylglyoxal-Wert) ist der Qualitätsmaßsstab des Manuka Honigs.

Wir verwenden bei Halsentzündungen den Manuka Honig von Steens (MG= 515) oder den Manuka Honig von Puriti (MG= 400), beide erhältlich auf Amazon.

Manuka Honigsalbe ist auch bei Hot Spots, den roten nässenden entzündeten Stellen auf der Hundehaut sowie bei Entzündungen der Ohrmuschel hilfreich. Für offene Wunden, Kratzer, Geschwüre und schlechtheilende Narben verwenden wir die ManukaLind® Wundheilsalbe von InuVet. Die ManukaLind® Salbe von Inuvet gibt es auch speziell für Tiere zugelassen, ist dann aber ausschliesslich beim Tierarzt erhältlich und unterscheidet sich von der für Menschen nur durch die zusätzliche Beigabe von Beinwell. Man kann getrost die Menschensalbe für Hunde verwenden. Das ManukaLind® Spray von Inuvet ist für die Mundhöhle des Menschen bei Aphten und auch für den Einsatz im Genitalbereich gedacht. Es darf aber nicht bei Sinusitis (Nasennebenhöhlenentzündung) in die Nase gesprüht werden. Natürlich eignet sich das Spray auch für den Hund. (Ausgenommen Sinusitis)

Kollagen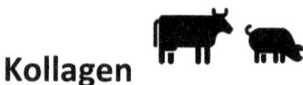

Kollagen ist ein Strukturprotein, das vom Körper hergestellt wird. Leider lässt die Kollagenproduktion im Laufe der Jahre nach.

Kollagen Typ 1 macht 90 Prozent des körpereigenen Kollagens aus und ist wichtig für Haut, Sehnen Bänder und Knochen. Kollagen Typ 2 ist zuständig für stabile Gelenke und Knorpel, es schützt Gelenke vor Stößen, lindert Gelenkschmerzen, stabilisiert Gelenke und festigt den Glaskörper im Auge. Kollagen Typ3 3 ist verantwortlich für die Elastizität des Gewebes und der inneren Organe, unterstützt die Muskulatur, die Herzgesundheit (Herzklappen!), stärkt Darm, Gebärmutter und Blutgefäße, fördert die Reparatur der Darmwand und unterstützt die Knochenmatrix (Osteoporose!) sowie die Regeneration von Gelenken und Sehnen nach Verletzungen.

Dosierung: Ein Hund mit 30 Kilo Lebendmasse bekommt täglich einen Teelöffel Kollagenpulver aufgelöst in etwas Wasser zu trinken. Die bessere Beweglichkeit der Gelenke zeigt sich schon nach ein bis drei Wochen oder früher, die Dosis kann bei Bedarf gesteigert werden, sollte aber langsam eingeschlichen werden.

Kollagen kann lebenslänglich gegeben werden, da es ohne konstante Zufuhr schnell wieder abgebaut wird und die Symptome wiederkommen.

Wir verwenden Original Glow 25®Collagen Pulver geschmacksneutral, erhältlich auf Amazon.

Kohletabletten

Tierkohle wirkt hochporös wie ein Schwamm, sie besteht aus reinem Kohlenstoff und wird bei Durchfall sowie Vergiftungen (Schneegastritis durch Streusalzvergiftung) eingesetzt. Ihre spezifische Oberfläche beträgt bis zu 300 m2 je Gramm, an dieser enormen inneren Oberfläche können chemische Stoffe angelagert, gebunden und mit dem Kot ausgeschieden werden.

Dosierung: 1 g Kohle pro 1 kg Körpergewicht

Wir verwenden Kohle Hervert® medizinische Kohle von Hevert Arzneimittel

Maroni

Gekochte Edelkastanien sind basisch, machen satt und sind magenfreundlich. Weil sie leicht verdaulich sind, belasten sie den Magen nicht, bauen aber den Säure-Überschuss im Körper ab. Maroni sind reich an basischen Mikronährstoffen. Rheumatiker sollten daher regelmäßig Maroni essen, Hunde mit Arthritis und Arthrose ebenfalls. Maroni reicht man als Snack, sie sind keine vollwertige Mahlzeit.

Magenschutz

Ein saurer Magen schädigt unbehandelt die Magenschleimhaut und eine Gastritis entsteht. Ist die Schleimhaut durch eine Vergiftung oder eine chronische Entzündung durch Stress, Mangelernährung, Hunger, Schneefressen, Hundeeis oder falsches Futter vorgeschädigt, ist der chronisch saure Magen vorprogrammiert. Oft verschreibt der Tierarzt „Magenschutz-Tabletten" wie Pantoloc® (der Wirkstoff Pantoprazol ist ein selektiver Protonenpumpenhemmer, der bewirkt, dass im Magen weniger Säure produziert wird) oder Ulcusan® (der Wirkstoff Famotidin ist ein H_2-Rezeptoren-Antagonist, der die Freisetzung von Magensäure hemmt) oder beides gleichzeitig.

Da ein kaputter Magen mit zu wenig Magensäure aber ähnliche Symptome macht wie einer mit Säureüberschuss, sind die verschriebenen Tabletten nicht bei jedem Patienten die richtige Therapie.

Beide Wirkstoffe sind immer die richtige Therapie bei zu viel Magensäure, Magen- und Zwölffingerdarmgeschwüren und chronischer Gastritis, weil sie einen Säureüberschuss verhindern. Sucralfat® hingegen schützt die Magenschleimhaut als Schutzfilm, denn der Sucralfat-Protein-Komplex legt sich wie ein Pflaster auf die gestresste Magenwand und verhindert so die Entstehung von Kratern und Geschwüren, außerdem bindet er Pepsin und Gallensäuren - aber nur, wenn der Patient Sucralfat® verträgt! Für hochsensible Hunde, die Sucralfat® nicht vertragen, stellt man besser das Bio Gold Leinsamen-Magenschutzpflaster für Mensch und Tier selbst her.

Für die Bio Gold Leinsamen Magenschutzpflaster Rezeptur brauchst du Bio Goldleinsamen. Du lässt 5-6 Esslöffel Bio Gold Leinsamen in einem halben Liter Wasser kurz aufkochen und auf kleiner Stufe ca. 15-20 Minuten weiterköcheln, währenddessen ein paar Mal umrühren. Dann die Leinsamen kurz setzen lassen und den klaren heißen Schleim in ein sauberes Gefäß abgießen. Fertig ist der Magenschutzschleim. Er hält sich bei Zimmertemperatur ein bis zwei Tage. Die gekochten kalten Leinsamenreste eignen sich als Beauty-Maske für raue Hände.

Den heilenden Schleim gibt man bei leichter Magenübelkeit über zwei bis drei Wochen lang, bei Magengeschwüren ein paar Monate. (Nicht aus dem Kühlschrank, bitte immer nur bei Zimmertemperatur!) Schon sehr bald sind Sodbrennen, saures Aufstoßen, übler Magengeruch, schwere Blähungen, lautes Rülpsen, Schmatzen, Pfotenschlecken, nächtliche Unruhe, Erbrechen und Magenschmerzen nach dem Essen kein Thema mehr. Das Magengeschwür wird abheilen und ein Zwölffingerdarmgeschwür hat keine Chance mehr. Ganz ohne Sucralfat®, das nicht jeder Hund oder Mensch verträgt.

Dosierung: Ein Hund mit 25-30Kilo KGW bekommt vor jeder Mahlzeit 2-5ml Leinsamenschleim.

Wir verwenden Bio Gold Leinsamen von Alnatura.

Magnesium

Ein Magnesiummangel tritt auf bei:

verminderter Absorption (Durchfall, Erbrechen, Magen- und Darmentzündung)
schwerwiegenden Lebererkrankungen
chronischen Nierenerkrankungen

Appetitmangel, Auszehrung
Insulintherapie
Sepsis (Blutvergiftung)
Endotoxämie (Einstrom von Membranbestandteilen
gramnegativer Bakterien (Endotoxinen) aus dem Darm ins Blut)
Einnahme von Protonenpumpenhemmern wie Pantoloc®
Einnahme von ACE-Hemmern (Angiotensin-converting-enzyme
hemmern)
Wachstum
Trächtigkeit
Stress
Trauma

Eine Magnesiumgabe spielt in der Human- und Veterinärmedizin bei der Therapie kranker Herzen eine große Rolle. Häufige Symptome des Magnesiummangels sind Störungen der kardialen Reizübertragung, ventrikuläre Tachykardie, Vorhofflimmern, Herzflattern, supraventrikuläre Tachykardie und Torsade-de-pointes-Tachykardie. Wenn Herzarrhythmien nicht auf andere Therapien ansprechen, sollte immer eine Magnesiumtherapie angedacht werden.

Magnesium ist hilfreich bei Muskelkrämpfen, starren und steifen Muskeln und wirkt entspannend.

Dosis:
Hunde unter 10kg: 0,5g/Tag mit dem Futter
Hunde 10-25kg: 1g/Tag mit dem Futter
Hunde über 25 kg: 1-2g/Tag mit dem Futter

Die Dosierung ist ein Richtwert und muss individuell verringert und angepasst werden. Eine Überdosis ist zu vermeiden, da Magnesium sonst leicht abführend wirkt.

Wir verwenden Magnesiumkapseln (Magnesiumcitrat) von pure encapsulations, weil Magnesium als Magnesiumcitrat am besten vom Säugetierkörper aufgenommen wird.

Man öffnet die Kapsel, rollt das Magnesiumpulver in etwas Leberwurst für Hunde und reicht das Bällchen zum Fressen.

Wir verwenden Hundeleberwurst 110 g von Trixie®, erhältlich bei Cattobello. Für Zeiten erhöhten Vitaminbedarfs gibt es die Hundeleberwurst von Trixie® auch für Welpen mit mehr Vitamingehalt.

Mariendistel

Die wertvolle Mariendistel unterstützt die Leberzellen bei ihrer Regeneration und Neubildung durch den Wirkstoffkomplex Silymarin (bzw. dessen Hauptwirkstoff Silibinin)

Die Schutzwirkung wird auf die Favonoide zurückgeführt, die antientzündliche und antifibrotische Wirkung haben.

Silymarin hemmt Entzündungen, fördert die Regeneration der Leberzellen, verhindert deren Narbenbildung, schützt die Leber und stärkt die Abwehrkräfte, indem es freie Radikale reduziert. Es regt den Gallefluss an, was die Fettverdauung sowie die

Ausscheidung von Giftstoffen, die an Gallensalze gebunden werden, erleichtert.

Mariendistelpräparate gibt man am besten auf nüchternen Magen vor einer Mahlzeit ein, damit die Wirkstoffe nicht von der Magensäure angegriffen werden.

Hunde mit Giardien-Befall zeigen weniger Nebenwirkungen bei der Antibiotika-Therapie, wenn sie gleichzeitig Mariendistel-Tabletten bekommen.
Arthrose-Patienten profitieren von der Schmerzlinderung.

Wir verwenden Mariendistel Lega Phyton® von Vetoquinol.

Probiotika

Bei einem gesunden Hund reicht zur Erhaltung der Darmflora die tägliche Gabe einer kleinen Menge Naturjoghurts. Naturjoghurt gibt es für laktoseempfindiche Hunde auch als laktosefreie Variante. Magen-Darm-Bauchspeicheldrüsen-Hunde bekommen immer nur die fettarme 1,5%Fett-Variante, da jedes Zuviel an Fett einen Bauchspeicheldrüsen-Schub auslösen kann. Gesunde Hunde können normales 3,6% Joghurt oder sogar Griechisches Joghurt mit 10% Fettgehalt geniessen, da in diesem die wertvollen Bifidus-Kulturen enthalten sind. Im Sommer reicht man etwas Joghurt mit kaltem (aber nicht eiskaltem!) Wasser vermischt als gesunde Abkühlung.
Bei stressbedingten Magen- und Darmproblemen und während und nach einer Antibiotikagabe gibt man zusätzlich Probiotika.

Wir verwenden Symbiotic D-C®- Kapseln von Protexin/Dechra, weil diese frei von Laktose sind. Sie enthalten hochkonzentrierte

Probiotika sowie präbiotische Pulver. Die Kapsel wird geöffnet und ins Futter gemischt. Dosierung: siehe Beipacktext Patienten ohne Laktose-Unverträglichkeit können Enteroferment® Pulver für Tiere von Richter Pharma erhalten. Probiotika sind nicht hitzeresistent, daher bitte in der Apotheke bestellen., obwohl sie auch auf Amazon erhältlich sind. Enteroferment® Pulver ist rezeptpflichtig.

Probiotika sollte man bei Magen-Darmpatienten immer über die Dauer einer Hitzewelle oder länger geben, ebenso bei Ortwechsel, Stress, extremer Kälte sowie während und längere Zeit nach einer Antibiotikagabe.
Bei hochsensiblen Hunden, IBD-Patienten oder Leaky Gut-Patienten gibt man sie lebenslänglich.

Propolis 🐝🐝🐝🐝

Propolis ist ein von Bienen produziertes Kittharz, welches nicht bei Säugetieren mit Bienen- und Wespenstichallergie sowie bei Asthma angewendet werden darf. Es wirkt bei Entzündungen der Mundhöhle und bei Entzündungen des äußeren Gehörgangs, wenn aus welchen Gründen immer keine chemischen Ohrentropfen vertragen werden. Es wirkt bei Magengeschwüren, Gastritis, Reizdarm und Colitis entzündungshemmend und antioxidativ und ist völlig nebenwirkungsfrei.

Untersuchungen von Chi-Feng Liu et al. 2002 zur gastroprotektiven (magenschützende) Wirkung ethanolischer Extrakte aus Propolis gegen ein Ethanol-induziertes

Magengeschwür bei Ratten zeigte, dass Propolis das Entstehen von Magengeschwüren in dosisabhängiger Weise verhinderte.

El-Ghazaly et al. 2011 erforschten ebenfalls bei Ratten den gastroprotektiven Effekt eines wässrigen Propolis-Extrakts.

Propolis wirkt wie ein natürliches Antibiotikum, es hemmt Bakterien, Pilze und Viren und kommt bei der Wundheilung eitrig-infizierter Wunden zum Einsatz, wo Antibiotika nicht mehr wirken. Studien belegen die antibiotische Wirkung gegen Staphylococcus aureus und Salmonella enteritidis sowie die positive Wirkung auf das Immunsystem.

Beim Hund gibt man Propolis Tropfen bei Bedarf oder über längere Zeit in einer Dosis von 3xtäglich 10 Tropfen. Man beginnt mit einer kleinen Dosis von 5 Tropfen und steigert die Dosis täglich.

Wir verwenden Propoli® Tropfen Mundspüllösung 20% ohne Alkohol von healthcare products, erhältlich in der Shop Apotheke Der Hund kann die Tropfen von der Handfläche ablecken oder man vermischt sie mit einer Messerspitze Bienen, oder Manuka Honig und lässt den Hund den Löffel ablecken. Der Löffel sollte aus Plastik sein und abgerundete Kanten haben.

PEA

PEA (Palmitoylethanolamid) kommt im Säugetierkörper physiologisch vor und wird bei Bedarf abgerufen, wenn es Zellen und Gewebe zu schützen gilt. Ist der Organismus jedoch schon durch Krankheit vorgeschädigt, reicht diese Produktionsmenge nicht mehr aus, um zu wirken und man führt dem Patienten PEA als Nahrungsergänzungsmittel zu.

PEA gibt es in Kapselform, die man einfach öffnet, die gewünschte Dosis entnimmt, die Kapsel wieder verschließt und dann den losen Inhalt in etwas Leberwurst einrollt.
PEA ist entzündungshemmend und schmerzstillenden. Es wirkt bei Arthrose, Arthritis, Migräne und neuropathischen Schmerzen. Es schützt die Netzhaut und senkt den Augeninnendruck als Ergänzungstherapie bei Glaukomen, es wirkt auch gegen depressive Verstimmung, lindert Stress und regt den Appetit an. Es unterstützt durch seine entzündungshemmende Wirkung das Immunsystem, was bei allen Formen der Allergie und der Atopie hilfreich ist. Es verstärkt die Wirkung anderer Schmerzmittel, die Wirkung des Vitamin-B Komplexes und des L-Carnithin.

Wir verwenden PEA 90 Kapseln von Quintessence, erhältlich bei Amazon.

Dosierung:
Hund unter 10kg/Kgw: 400mg
Hund 10-25kg/Kgw: 800mg
Hund über 25 kg/Kgw: 1200mg
Bei hochsensiblen Hunden beginnt man die PEA Gabe mit möglichst niedriger Dosierung. Man sollte PEA immer gemeinsam mit Futter geben, um den Magen nicht zu überfordern.

Ruhe und Wärme

Wärmeflaschen und Kirschkernkissen helfen dem Hund bei Bauchschmerzen, weil sie für eine bessere Durchblutung sorgen und verkrampfte Muskeln entspannen. Dadurch werden die

Bauchschmerzen gedämpft. Bitte nicht zu heiss und nur solange der Hund es duldet! Ruhe und ausreichend Flüssigkeit in Form lauwarmen Fencheltees helfen gut gegen einen aufgeblähten, schmerzenden Bauch. Wir verwenden Fencheltee von Dr. Kottas®, erhältlich in der Shopapotheke.
Hunde mit Magen-Darmkrankheiten müssen extrem geschont werden, viel schlafen und ausruhen.
Keinesfalls sollen die Patienten zum Spielen animiert werden oder lange Gassirunden zurücklegen. Es empfiehlt sich Leinenpflicht.

Rehydration

Ein „Erste-Hilfe" Elektrolyt- Getränk besteht aus Wasser, Traubenzucker oder Honig plus einer Prise Salz, besser wirkt Oralade®. Oralade® ist eine gebrauchsfertige Lösung für Hunde und Katzen zum Ausgleich von Flüssigkeitsverlusten bei Durchfall und Erbrechen. Wohlschmeckend wird sie direkt oral oder durch kontrolliertes Füttern verabreicht. Die isotonische Formel ermöglicht eine schnelle Flüssigkeits- und Elektrolytaufnahme.

Tee

Käsepappeltee (Malvenblättertee) wirkt gegen Schleimhautreizungen in Mund, Magen und Darm und ist ein altbewährtes Hausmittel bei Sodbrennen, weil er die Magenschleimhaut schützt. Als echter Allrounder ist er nicht nur reizlindernd, schleimhautschützend und antientzündlich, sondern auch noch antibakteriell. Wir verwenden Dr. Kottas® Käsepappeltee, erhältlich in der Shopapotheke.

Man kann mit einem über Nacht angesetzten Tee hervorragend schmutzige oder entzündete Hundeohren auswaschen oder entzündete Pfoten abbaden, kleine oberflächliche Hautentzündungen damit abtupfen und gegen Reizhusten wirkt er auch. Tierexperimentell waren die im Tee enthaltenen Schleim- und Gerbstoffe der Malve auch bei Nierenschäden aufgrund von Ammonium-Vergiftungen wirksam.

Dr. Kottas® Fencheltee hilft gegen schmerzhafte Blähungen und Darmkrämpfe. Er wirkt krampflösend, antibakteriell, entzündungshemmend und appetitanregend. Die krampfösende Wirkung tritt sehr schnell ein und die Bauchschmerzen verschwinden.

Den Fencheltee ca. eine Minute ziehen lassen, damit er nicht zu stark wird. Mit einer Messerspitze Bienenhonig verfeinert wird der lauwarme (Handrückentest!) Tee löffelweise verabreicht.

Vitamin B-Komplex

Bei Bauchspeicheldrüsenentzündung und deren Insuffizienz, chronischem Durchfall, Wurmbefall und gestörter Darmflora nach Antibiotikagabe oder bei Leaky Gut muss man immer von einem Vitamin B12-Mangel ausgehen, der durch eine orale Vitamin B12-Gabe behoben werden kann. An einen Vitamin B12-Mangel durch einen angeborenen Gendefekt, das Imerslund-Gräsbeck-Syndrom, sollte man bei Riesenschnauzer, Beagle, Border Collie, Australian Shepherd und Shar Pei denken, wenn sich die Junghundeentwicklung verzögert.
Vitamin B12 ist das einzige Vitamin des B-Komplexes, bei dem eine Überdosis erreicht werden kann.

Vitamin-B6 verhindert die Steinbildung in der Blase.

Wir verwenden Vitamin B-Komplex+Folsäure® GPH Kapseln von Gall Pharma, erhältlich in der Apotheke. Felicita bekommt täglich eine Kapsel.

Der Geruch von Vitamin B schreckt übrigens auch Zecken ab.

Wurmtabletten

Bei Durchfall und Erbrechen stehen Parasiten als Auslöser an erster Stelle. Deshalb verordnet der Tierarzt bei der Durchfallbehandlung auch immer eine Wurmtablette, weil nach dem Entwurmen immer vor dem Entwurmen ist. Ein gesunder Darm ist wurmfrei, das kann sich aber jederzeit durch Schnuppern an einem verwurmten Kothaufen oder Grasfressen ändern. Weil Würmer in verschiedenen Stadien leben und ausgeschieden werden, ist eine Kotprobe (und auch drei aufeinanderfolgende) nicht aussagekräftig, außer sie ist positiv. Oft sieht man die Würmer oder ihre Eier im Erbrochenen, im Kot oder am Anusrand.

Ein Flohbefall muss immer eine Bandwurmtherapie mit sich ziehen, weil Flöhe Bandwürmer übertragen. Das gilt auch für den dazugehörenden Menschen.

Breitbandantihelminthikum-Tabletten wie Canifelmin Plus® sind gut verträglich, auch für hochsensible Hunde wie Felicita. Man entwurmt mindestens jedes halbe Jahr. Wenn der Hund Kot, tote oder lebende Mäuse, Schnecke o.ä. frisst, entwurmt man nach jeder dieser exquisiten Mahlzeiten. Nach einer Wurmtherapie muss die Darmflora nicht jedes Mal aufgebaut werden, die Leber wird nicht dauerhaft Schaden nehmen und es muss auch kein Nackttanz im Vollmondschein vollzogen werden. Ein Vermerk im Impfpass reicht völlig aus. Manches ist ganz einfach, außer man macht es sich gerne schwer.

Zeit

Magen-Darm Probleme sind meist nicht von heute auf morgen entstanden. Bevor sie richtig diagnostiziert werden, vergeht oft viel Zeit. Daher kann man auch nicht erwarten, dass sie in ein paar Tagen wieder geheilt werden!
Eine chronische Gastritis dauert oft ein halbes Jahr und sehr viel länger bis zur völligen Heilung, bei Diätfehlern sind jederzeit Rückfälle möglich. Gleiches gilt für Bauchspeicheldrüse und Darm. Sehr oft können chronische Krankheiten nicht mehr ausgeheilt werden, sondern nur kontrolliert im Zaum gehalten wie die IBD.
Hier ist Platz für deine Notizen:

Erkrankungen des Magens

Akute und chronische Gastritis

Eine Magenschleimhautentzündung (Gastritis) beginnt mit einem sehr schmerzhaften Brennen und einem Druckgefühl in der Magengegend. Da der Hund leider nicht sagen kann, dass ihm übel ist und der Bauch brennt, krampft oder drückt, wird die akute Magenentzündung ganz schnell, dafür aber sehr lange vom Menschen übersehen.

Etwas später zeigt der Patient unspezifische sichtbare Symptome wie saures Aufstoßen, Sabbern, oftmaliges Rülpsen, stinkenden sauren Mundgeruch, Pfoten schlecken oder einen aufgeblähten druckempfindlichen Bauch. Symptome, die meistens nicht wirklich ernst genommen oder übersehen werden. (Guck wie lieb der sabbert! Ach was für ein feines Bäuerchen!")

Noch später kommen zu den Bauchschmerzen und den üblen Blähungen auch Rückenschmerzen dazu. Übelkeit, Appetitmangel, Essensverweigerung, gesteigerter Durst und Erbrechen runden das Erscheinungsbild der akuten Gastritis ab, wobei der Mensch des betroffenen Hundes von all diesen Dingen oft nur das Erbrechen und den mangelnden Appetit bemerkt, weil Erbrechen nicht unbemerkt bleiben kann. Vor allem nicht am teuren Sofa oder dem Lieblingsteppich. Auch ein voller Napf lässt sich nur schwer übersehen. Da sich Hunde von Natur aus gerne und leicht übergeben, denkt der Mensch aber vorerst nicht an eine ernsthafte Erkrankung. Die Zeit verstreicht. Die Symptome werden schlimmer.

Hunde übergeben sich nicht nur, wenn sie krank sind, sondern bereits auf dem Weg dorthin:

weil sie zu schnell und zu große Portionen gefressen haben
weil die Fütterungsintervalle falsch sind (meist viel zu lange)
weil sie gestresst sind

Stress ist meistens hausgemacht, weil der Halter auf haarsträubend
tierschutzwidrige Ideen kommt, indem er dem Hund das Futter
sprichwörtlich während des Fressens „unter dem Maul" wegzieht.
Weil Coach XY das empfiehlt!
„Der Hund muss sich sein Futter wegnehmen lassen, denn ich bin
der Boss!"
Einen Dreck bist du. Nichts muss er.
Du bist höchstens der, der dem Hund seine lebenswichtige
Ressource stiehlt, die er immer und überall zu verteidigen das Recht
hat und du bist auch der, der ihn mit solchen sinnbefreiten
Handlungen so stresst, dass er sein Futter blitzschnell
hinunterwürgt, bevor es ihm wieder weggenommen wird. So erzieht
man einen Reizmagen. Noch vor zehn Jahren wäre niemand auf so
eine verblödete Idee gekommen, dem Hund beim Fressen in den
Napf zu fassen. Jedermann wusste, dass man den Hund beim
Fressen gefälligst nicht stört und auch die Kinder dazu anhält, den
Hund in Ruhe schlafen, kacken und fressen zu lassen. Und heute?
Man darf gar nicht links und rechts schauen, sonst bekommt man
Zornesfalten. Unter diese Art tierschutzwidriger Unsinnigkeiten fällt
auch das Ablegen von Essen auf Hundenasenrücken, Pfoten oder
Köpfen. Dumm, dümmer, Mensch! Im Namen der Impulskontrolle
sieht man solche Bilder in sozialen Netzwerken und jedes einzelne
Mal muss ich ganz schnell die Blockiertaste betätigen, um nicht
selbst meine Impulskontrolle zu verlieren. Wer zur Hölle findet so
etwas lustig? Legen die ihren Freunden, Gästen oder Kindern auch
Tortenstücke im Gesicht ab?

Wissenswert: Die durchschnittliche Verweildauer von leicht
verdaulichem, mundgerecht zerkleinertem Hundefutter (zum

Beispiel gekochtes fettarmes Fleisch mit Kartoffelpüree und weich gekochten Karotten) im Magen beträgt ungefähr vier bis fünf Stunden. Trockenfutter quillt auf und bleibt viel länger im Magen liegen, auch wenn es vorgequollen gefüttert wird. Vor einer Vollnarkose sollte der Hund die letzte feste leichtverdauliche Mahlzeit sechs Stunden vor der Narkose erhalten. Wassertrinken ist bis zur Operation erlaubt.

Erst wenn das Erbrechen auf der Tagesordnung steht oder dich nachts aus dem Koma holt (und wer würde bei diesen charakteristischen Pumpgeräuschen des sich kontrahierenden Magens nicht aus der REM-Phase hochschrecken!) und sich dann auch noch ein paar Tage lang Fressunlust, Grasfressen, Speicheln und Durchfall dazu gesellen, wird das Erbrechen ernst genommen. Aber dann ist die akute Gastritis schon längst in eine chronische übergegangen.

Alles was lange währt, braucht doppelt so lange und oft noch sehr viel länger, um wieder zu heilen.

Wenn Du einen Hund aus dem Tierheim adoptierst, kommt er zu 99 Prozent mit einem geschädigten Magen bei dir an. Darauf kannst du wetten! Der Stressmagen ist weit verbreitet bei Tierheimhunden. Und weiter kannst du darauf wetten, dass du es übersehen wirst. Weil die aus dem Tierheim dir vielleicht sagen: „Er ist so ein schlechter Fresser!" Und weil du vielleicht ganz andere Sorgen hast, nämlich den Neuen davon abzuhalten, dir auf der Strasse voller Angst und Panik ständig in die Leine oder in ein Auto zu springen. Weil er nicht weiß, wo vorne und hinten ist und weil er gerade alle Sicherheiten, und waren sie auch noch so widerwärtig, verloren hat. Und du ihm fremder bist als ein neuer enger Schuh.
Mir wurde Felicita aus Serbien als schlechte Fresserin angekündigt und zwar als „schlechte Fresserin, die gerne mäkelig ist". Was

tatsächlich angeliefert wurde, war ein schwerkranker Hund mit einem Magengeschwür, IBD, Colitis und reaktiver Pankreatitis. Felicita ist in gesundem Zustand die anspruchsloseste Esserin der Welt, ich kenne keinen Hund, der so gerne und bedingungslos alles brav aufisst. (Auch das, was sie nicht essen soll.)

Aber nur, wenn es ihr gutgeht! Magenkranke Hunde fressen alle schlecht, sind aber deshalb nicht mäkelig.

Die neuesten Forschungsergebnisse der Wissenschaftler der Universität Sheffield in GB legen nahe, dass die Umstellung auf eine reichhaltige Ernährung nach Zeiten eingeschränkter oder fehlender Nahrungsaufnahme nicht nur die Lebenserwartung senken, sondern auch negative Auswirkungen auf die Gesundheit haben kann. Während einer verminderten Nahrungsaufnahme kommt es zu einer Anpassung an den Nährstoffmangel, diesen Vorgang nennt man Hungeradaption. Der Stoffwechselumsatz wird gedrosselt, das kann besonders bei Welpen, aber auch bei Senioren oder durch Krankheit geschwächten Hunde ganz schnell gehen (schon nach wenigen Stunden der Futterverweigerung und meist im Zusammenhang mit einer Dehydration, die nach Infusion schreit) Hat man früher bei Durchfall und Erbrechen zu mindestens ein- oder zweitägigen Fastenkuren geraten, weiss man es jetzt besser. Man lässt den Patienten auf keinen Fall fasten, weil das die Situation viel schlimmer macht und der Stoffwechsel entgleist.

Ein längerer Nahrungsentzug wird bei Erbrechen und Durchfall heute nicht mehr empfohlen.

Man füttert den Patienten, nachdem man das Erbrechen und oder den Durchfall medikamentös gestoppt hat, noch am gleichen Tag mit hochverdaulicher, fettarmer Nahrung wieder an, um den Darmzotten eine rasche Erholung zu ermöglichen. Vor allem

Katzentiere dürfen keinesfalls zur Nulldiät verdonnert werden, da sonst die akute Leberverfettung (Hepatische Lipdose) droht.

Chronisch ist eine Gastritis, wenn sie Wochen, Monate oder länger dauert und es dauert meist auch sehr lange, bis du zu dieser Diagnose kommst - und noch länger, bis du mit der richtigen Therapie beginnst. Ich möchte dir keine falschen Hoffnungen machen, aber die Heilungsdauer liegt durchschnittlich bei mindestens ein paar Monaten bis zu einem oder zwei Jahren, je nachdem wie lange die Gastritis vorher schon ihr Unheil anrichten konnte, wie gut die Therapie ist und wie konsequent du beim Einhalten der Diät bist. Stell dich auf jeden Fall auf eine sehr lange Zeit mit einem kranken Hund ein. In dieser Zeit musst du dich strikt an Diätpläne halten und du musst jeden Stress von deinem Hund fernhalten. Du darfst dir nicht den kleinsten Fehler erlauben, indem du Kauartikel, Schweineschwarten, Wurst oder Butterkekse zufütterst. Auch die Oma und die Schwiegermutter musst du im Auge behalten, die dem armen Hund heimlich Naschigkeiten zustecken wollen. („Wie arm der guckt! Der ist so hungrig!") Irgendwann wird es dann besser, aber vorher wird es ziemlich teuer und enorm anstrengend.

Für sehr viele Hunde, deren Halter weder bemerken, dass der Hund ernsthaft krank ist noch woran er schon so lange leidet, endet eine unentdeckte chronische Gastritis nach langen schrecklichen Therapieversuchen und Tipps vom Zahnarzt/Google/der Facebookgruppe irgendwann dann doch beim Tierarzt.
Und dort bekommt der Hund eine Antibiotikaspritze und/oder Kortison und/oder Sucralfat und/oder einen Magenschutz (Omeprazol, Pantoprazol, Ranitidin, Cimetidin) und ganz sicher noch den einen oder anderen Diätfuttersack oder eine Palette Spezialfutterdosen mit nach Hause.
Schon ist das Unheil angerichtet.

Der Mensch denkt, nach dieser Therapie wäre die Sache mit dem Magen endlich abgehakt.

So eine Therapie ins Blaue ist Standard und weil nach ein paar Tagen oder Wochen das Erbrechen wieder losgeht (oder gar nicht erst endet) steht ein weiterer Tierarztbesuch mit weiteren Antibiotika an und dann noch einer an und dann vielleicht einer bei einer Heilerin und auch noch einer beim Tierkommunikator oder einem Möchtegern-Osteopathen, weil die vorherigen Therapien ohnehin nichts genutzt haben. Und schon sind wir mittendrin in der unendlichen Geschichte, bis vielleicht endlich jemand auf die Idee kommt, mit dem Ultraschall ins Hundeinnere zu schauen und dort nicht nur eine hochgradig verdickte Darmschleimhaut, sondern auch ein beginnendes Magengeschwür vorfindet.

Es beginnt immer mit der Entzündung der Magenschleimhaut, der immer ein Säureüberschuss vorangeht. Ohne zu viel Magensäure keine Gastritis, ohne Gastritis kein Magengeschwür und ohne beides kein Zwölffingerdarmgeschwür, keine reaktive Darmentzündung und auch keine reaktive Bauchspeicheldrüsenentzündung.

Wenn zufällig auch noch ein Blutbild gemacht wird, sieht man endlich die viel zu hohen Werte.

Amylase und Lipase: hoch.

CRP: ebenfalls hoch.

Blutsenkung: hoch

LDH: hoch

Aber sei unbesorgt, auf diesem Weg bist du nicht alleine. Vielen Menschen da draußen geht es ebenso!

Die gute Nachricht: es wird alles wieder gut.

Die schlechte Nachricht: Es wird lange dauern. Vor allem, wenn aus der chronischen, unbehandelten oder falsch behandelten eine austherapierte Gastritis wurde und daraus ein Geschwür entstand. Dann dauert es eine gefühlte Ewigkeit.

Symptome einer Magenschleimhautentzündung:

Übelkeit, Speicheln, Würgen, Schmatzen

Erbrechen von gelbem oder blutigem Mageninhalt

Erbrechen von gelbem oder blutigem Schleim

Erbrechen nach dem Fressen

Druck- oder Völlegefühl im Bauch

Schmerzen beim Abtasten des Bauches

Wenig oder kein Appetit

Schmerzen nach dem Essen (Unruhe, schmatzen)

Gewichtsverlust

Abneigung gegen ein bestimmtes Futter

Sodbrennen, Rülpsen, Reflux, Mundgeruch

Unregelmäßigkeiten beim Stuhlgang

Kreislaufprobleme

Pfotenschlecken (Licky fitts)

Grasfressen

Leider sind Hunde wahre Künstler im Verbergen von Schmerzen. Sie können sogar sehr schmerzhafte Magengeschwüre oder eine sehr schmerzhafte chronische Bauchspeicheldrüsenentzündung lange Zeit versteckt halten! Mach es bitte richtig und gucke vorab mit einem Ultraschall in den Bauch deines Hundes, wenn es ihm schlecht geht. Das ist enorm wichtig, sonst übersiehst du jede Menge. Du übersiehst vergrößerte Lymphknoten im Bauch, Gallensteine, Blasensteine, eine kaputte Leber, wilde Blähungen und vielleicht einen Milztumor. All das kann man im Ultraschall sehen - wenn man es kann. Du brauchst einen wirklich kompetenten Schall-Tierarzt, und in einer halben Stunde hast du Gewissheit. Therapiere besser nicht auf gut Glück, denn das geht nie gut und verschlimmert oft die Situation. Und letztendlich musst du doch einen Schall machen lassen.

Hast du dann die Diagnose „chronische Gastritis", kannst du sofort mit der richtigen Therapie beginnen.

Du brauchst dafür folgende Gesundmacher-Tools:
Magenschutzschleim aus Bio-Goldleinsamen
Käsepappeltee mit etwas Honig 3xtäglich
Kolostrum
Getrocknete Wald-Heidelbeeren (Blaubeeren)
Kollagen
CBD-Öl
Antiemetika (Antibrechmittel): Eine Cerenia®-Tablette (wirkt 12 Stunden) oder eine Paspertin-Tablette (wirkt 5-6 Stunden) gegen Übelkeit und Erbrechen. Die Tabletten kannst du bei Futterverweigerung in etwas Wasser oder Käsepappeltee auflösen und mit einem kleinen Plastiklöffel oder einer Spritze in die Lefzentasche eingeben.

Füttere den Hund ein paar Stunden nach dem letzten Erbrechen und der Eingabe der Cerenia® oder Paspertin® Tablette löffelchenweise mit lauwarmem, breiigem Futter an.
Du gibst am ersten Tag jede Stunde ein Löffelchen Futterbrei und anschließend einen Schluck lauwarmen Käsepappeltee. Hunde trinken gerne aus der menschlichen Handfläche, das kannst du nutzen, um den Hund zum Teetrinken zu animieren. Du kannst deine Hände vorher mit etwas Kokosöl einreiben, das motiviert die meisten Hunde zum Abschlecken des Tees.
Am zweiten Tag kannst du die Futtermenge verdoppeln, aber das Intervall bleibt gleich. Am dritten Tag gehst du von der Anfütterungsphase zu 5-6 täglichen kleinen Portionen über, was du ein paar Wochen oder Monate beibehalten musst.
Die erste Mahlzeit erfolgt zwischen 4 und 5 Uhr morgens, die letzte gegen 21 Uhr. Gib zusätzlich in der ersten Woche gegen Mitternacht noch einmal selbstgemachten Magenschutz ohne Futter ein.

Die Frequenz ist sehr wichtig, denn die meisten Hunde bekommen viel zu viel Futter in nur einer großen Portion. Auch gesunde Hunde füttert man nicht nur einmal täglich, sondern am besten dreimal. Besonders Herzpatienten brauchen fünfmal täglich kleine Futterportionen, weil zu große Futtermengen aufs Zwerchfell (und damit das Herz) drücken. Kein Mensch käme jemals auf die Idee, sich nur einmal am Tag den Bauch vollzuschlagen, er würde nicht sehr lange leben und sich auch bestimmt nicht besonders wohl fühlen. Viele kleine Portionen sind neben der Wahl des richtigen Futters die Grundlage für eine rasche Genesung.

Magengeschwür (Ulcus ventriculi)

Ein Magengeschwür ist eine tiefe Wunde in der Magenschleimhaut, die in Folge einer unbehandelten chronischen Gastritis, also einer bereits längerdauernden Entzündung der Magenschleimhaut, entstanden ist.

Begünstigende Ursachen für einen Magensäureüberschuss, der die Grundlage für das Entstehen des Magengeschwürs bildet, sind:
Stress
Schmerzmittel (Nicht steroidale Antiphlogistika)
Infektion mit Helicobacter pylori
Chronische Gastritis

Symptome:
Bauchschmerzen
Saures Aufstoßen
Schmatzen
Rülpsen
Erbrechen und Schmerzen nach der Futter- und Wasseraufnahme
Mangelnder bis völlig fehlender Appetit

Gras oder Erde fressen
Pfoten schlecken
Starkes Speicheln
Unruhe

Therapie:
In sehr schweren Fällen gibt man Protonenpumpenhemmer wie
Pantoloc® und H2-Rezeptorenblocker wie Ulcusan® gleichzeitig ein
(eine davon morgens, die andere abends)
Zusätzlich gibt man vor jeder Mahlzeit selbstgemachten
Magenschutzschleim aus Bio-Goldleinsamen über die Dauer von
mindestens 4 bis 6 Wochen oder länger ein
Käsepappeltee mit etwas Honig 3xtäglich
Kolostrum
Getrocknete Heidelbeeren (Blaubeeren)
Kollagen
CBD-Öl
Bei Erbrechen die Gabe von Antiemetika: Cerenia®-Tablette (wirkt
12 Stunden) oder Paspertin®-Tablette (wirkt 5-6 Stunden). Die
Tabletten kannst du bei Futterverweigerung in etwas Wasser oder
Käsepappeltee auflösen und mit einem kleinen Löffel in die
Lefzentasche eingeben.

Die gute Nachricht ist, dass ein Magengeschwür mit der richtigen
Therapie vollständig heilbar ist. Die schlechte Nachricht ist, dass die
Heilung lange dauert und es beim kleinsten Fütterungsfehler oder
Therapiefehler zum Rückfall kommt.
Bei Magengeschwüren ist die Gabe von Antibiotika kontraproduktiv,
da die meisten Antibiotika die Magenschleimhaut noch mehr
schädigen.

Magenzischen

Magenzischen ist eine Krankheit, die nirgendwo erwähnt wird. Das Magenzischen ist oft ein Überbleibsel eines abgeheilten Magengeschwürs; der Bauch des Hundes macht aus heiterem Himmel und scheinbar ohne erkennbare Ursache zischende, gurgelnde Geräusche. Meist beginnt der Spuk aus dem Nichts im Morgengrauen gegen 4 bis 5 Uhr. Der Hund schläft und plötzlich ist es da, das Zischen. Es ist eine Mischung aus Meeresbrandung und Autohupe, zwischen Geplätscher bis hin zu lauten Pfeiftönen im Bauch. In dieser Zeit versucht der Hund geradezu verzweifelt Gras zu fressen (oder auch Steine, Teppichfransen, Erde), er verweigert Futter und Wasser, ihm ist speiübel, er liegt matt in der Gegend herum oder er ist ruhelos.

Beim milden Verlauf und sonst gesundem Magen dauert das Bauchorchester ungefähr vier Stunden und ist dann genauso plötzlich wieder vorbei, wie es kam. Beim schweren Verlauf dauert es bis zu 12 Stunden und kann bereits am Abend beginnen. So plötzlich, wie es begann, ist es auch wieder vorbei. Von einer Sekunde auf die andere wird es ruhig im Bauch und der Hund ist wieder ganz der Alte, frisst und trinkt und möchte spazieren gehen, als wäre nichts gewesen. Was genau dahinter steckt, wäre eine Studie wert!
Bei Felicita kommt das Zischen immer dann, wenn das Wetter drastisch oder häufig wechselt sowie bei Gewitterneigung, Umschwung von Hoch- auf Tiefdruck, Durchzug einer Kaltfront und bei Temperaturstürzen. Als sie noch nicht ganz durch war mit der Heilung ihrer Gastritis, war das Zischen oft mit einem Colitis-Schub verbunden, der weichen, stinkenden Kot und oft, aber nicht immer, blutigen Schleim darauf bescherte. Seit ein paar Jahren zischt nur noch ihr Magen, ganz gleich ob er am Abend zuvor einen

Magenschutz bekommen hat oder nicht. In dieser Zeit des Zischens gehe ich auf keinen Fall spazieren oder in den Garten, denn sonst wäre anfallsartiges Grasfressen und Erbrechen bis zum Abwinken garantiert. Ist das Zischen ausgestanden, will der Hund auch kein Gras mehr fressen. Es gibt keine Therapie und ich kenne auch nichts, was das Zischen erfolgreich verhindern könnte.

Was stresst den Magen deines Hundes?

Erkrankungen des Darms

Akute und chronische Enteritis

Wer Magen hat, hat meist auch Darm. Auch hier gilt, dass eine
chronische Darmentzündung (Enteritis) oft lange unentdeckt bleibt,
denn Hunde sind echte Spezialisten im Verbergen von Schmerzen
und nicht jede Darmentzündung geht mit Durchfall einher. Die
meisten Hunde verstecken Bauchschmerzen recht gut. Auch
darmkranke Hunde fressen schlecht, sind aber deshalb nicht
mäkelig.

Zeichen für starke Bauchschmerzen:
Gebetsstellung
Blick Richtung Bauch
Berührungsempfindlichkeit im Bauchbereich
Gekrümmter Rücken
Eingezogener Bauch
Steifer Gang
Liegen auf warmen Untergründen oder kühlen Liegeplätzen

Symptome einer Darmentzündung:
Durchfall
Bauchschmerzen
Fieber
Stinkende Blähungen
Druckempfindlichkeit am Bauch
Gebetsstellung
Fressunlust
Totale Nahrungsverweigerung
Gewichtsverlust

Unruhe
Spielunlust
Müdigkeit, Mattigkeit
Kreislaufprobleme
Kotverfärbungen (gelb)
Kotauflagerungen (Schleim, Blut)

Meist breitet sich die Entzündung vom Magen auf den Darm aus. Es kann sogar vorkommen, dass sich eine unbehandelte Mandelentzündung (Schneefressen im Winter, Hundeeis fressen im Sommer) auf den Magen ausbreitet und von dort Richtung Darm weiterwandert. Vom Darm aus reagiert dann auch die Bauchspeicheldrüse mit einer reaktiven Entzündung.

Ist der Magen nicht entzündet, entzündet sich der Darm von hinten nach vorne, also vom Dickdarm Richtung Dünndarm. Oft sind die Symptome nicht eindeutig. Wie schon bei der Arthrose erwähnt, können Schmerzen und Entzündungen im Bewegungsapparat ein Hinweis auf eine gestörte Verdauung sein.

Es ist für jeden Hundehalter von großer Wichtigkeit, den Kot seines Hundes täglich genau zu kontrollieren. Nur so kann man Veränderungen überhaupt feststellen! Der Kot gibt uns Auskünfte, die Rückschlüsse auf die Hundegesundheit zulassen:

Ist die Verdauung und Nahrungsverwertung in Ordnung?
Passt das Futter und die Futtermenge?
Sind Parasiten im Kot?
Sind die inneren Organe gesund?

Kot ist die Visitenkarte des Organismus. Er zeigt auf, womit der Stoffwechsel gerade zu tun hat, ob alles im grünen Bereich ist, ob oder wo Defizite vorliegen. Hundekot ist zu festen, zylindrischen Strängen geformt, ähnlich wie Schweine- oder Menschenkot. Unsere Vierbeiner brauchen nicht nur Zeit, um wieder gesund zu werden, sie brauchen auch genug Zeit fürs Kacken. Gibt man ihnen die nicht und drängt sie in den lächerlichen paar Minuten, die man ihnen dafür zugesteht („Jetzt mach endlich!") oder zerrt sie sogar weiter („Hier nicht!"), braucht man sich nicht zu wundern, wenn man einen schwer neurotischen Hund erschaffen hat, der seinen Frust anderswo wieder ablassen muss. Sei es als gestresster Leinenpöbler, sei es in Form eines körperlichen Signals wie einer Allergie oder, viel häufiger, in Kotverhalten. Unser Verhalten führt in wahrstem Sinne des Wortes zu verhaltenem Kot, also zu chronisch verstopften Hunden, denn die Darmnerven merken sich, wenn man sie öfter mal beleidigt hat („Jetzt nicht, hier nicht!"). Oder wenn sie es sich stundenlang verkneifen mussten, weil der Hund warten musste und nicht durfte, schlimmstenfalls sogar Haue kriegt, wenn er es doch tut. So eine zwanghafte „Kotkorrektur" kann zu schweren chronischen Durchfällen führen, weil eine seelische Belastung auf kurz oder lang immer körperliche Konsequenzen hat. Nennen wir es einfach den „Jetzt nicht, hier nicht!"-Kackstress, verursacht durch menschliches Versagen. Alles im Leben besteht aus Aktion und Reaktion. Etwas so Sensibles wie den Darm und etwas so Ausgeklügeltes wie das Gehirn stecken nichts einfach so weg. Das Darmgedächtnis prägt sich ein, wann gefressen und wann anschließend gekackt werden kann. Deshalb ist es so wichtig, einem Hund die Möglichkeit zu einem geregelten Entleeren seines Darmes zu bieten. Notfalls im eigenen Garten. Man sollte niemals davon ausgehen, man könne einen gesunden Hund halten, indem man ihn sechs bis zehn Stunden in einer Wohnung einsperrt.

Beim Kotabsatz beachtet man:

Die Frequenz
Die Konsistenz
Schmerzen beim Kotabsatz
Abnorme Stellungen
Willkürliches oder unwillkürliches Kot absetzen

184

Ist die Frequenz des Kotabsatzes selten oder fehlt der Kotabsatz, spricht man von Verstopfung. Die tritt auf bei Lähmungen und Schmerzen in der Bauchhöhle und im Mastdarm, sowie bei mit Schmerzen einhergehenden Veränderungen im Bauchraum, beispielsweise bei einer Prostataentzündung, Prostatavergrößerung oder einem Tumor.

Ist die Frequenz erhöht, spricht man von Durchfall. Diese Störung ist Folge einer veränderten Motilität des gesamten Magen- Darmtrakts und verstärkt die typischen, durch eine Darmentzündung verursachten Durchfallsymptome. Durch den häufigen Kotabsatz und der Entzündung des Rectum (der letzte Abschnitt des Darms kurz vor dem Schließmuskel) entzündet sich auch der Schließmuskel. Auch Hunde können Hämorrhoiden haben, die hervortreten und bluten können. In ganz üblen Fällen stülpt sich die Darmwand als Prolaps nach außen, was dringend (Notfall!) chirurgisch beseitigt werden muss. Deshalb ist es wichtig, bei Durchfall den Popo seines Hundes von Kotresten, Verunreinigungen und heraushängenden Grashalmen manuell zu befreien.

Aus dem Anus herausragende Grashalme dürfen niemals herausgezogen werden, da sie die Darmwand blitzschnell und messerscharf aufschlitzen können! Grashalme immer abschneiden.

Es gibt nicht nur willkürlichen Kotabsatz mit aktiver Bauchpresse, sondern auch unwillkürlichen. Unwillkürlicher Kotabsatz kann bei Vollnarkose, Euthanasie, Bewusstlosigkeit, aber auch nach Rückenmarkverletzungen und langdauernden Durchfällen, die den Sphincter ani externus und internus (Äußerer und innerer Schließmuskel) erschlaffen lassen, vorkommen. Bei Wirbelverletzungen (durch Unfall oder Schläge) oder Tumoren der Wirbelsäule kann der Kotabsatz nicht nur in gebeugter, sondern auch in abnormer Haltung stattfinden.

Sehr harter Kot stellt sich bei Fieber, bei Motilitätsstörungen des Darmes, als Knochenkot bei Knochenfütterung, bei Entzündungen des Bauchfells und verminderter Abgabe von Darmsäften ein. Hier ist der Nervus sympathikus zuständig. Für breiigen dünnflüssigen Kot hingegen ist dessen Gegenspieler, der Parasympathikus, verantwortlich, der zum Einsatz kommt, wenn eine Darmkolik entsteht, beispielsweise bei Darmkatharr und Enteritis. Durch die Reizung der Darmschleimhaut wird die Darmmotilität erhöht sowie die Eindickdauer verkürzt und das Endprodukt pfeift uns dann als Durchfall entgegen.

Normaler Kot ist braun. Rot ist der Kot, wenn er Blut enthält; deutlich erkennbares, nicht gleichmäßig mit dem Kot vermischtes Blut deutet auf eine Blutung in Colon oder Rectum hin, bei aus den vorderen Darmteilen stammendem Blut ist der Kot oft nicht deutlich rot, aber dafür ist die rote Farbe gleichmäßig mit dem Kot vermischt. Stammt die Blutung aus dem Magen- oder Dünndarm, ist das Blut gleichmäßig vermischt und verdaut, der Kot kann dunkel, teerartig oder schwarz gefärbt sein. (Schwarz kann er auch bei Heidelbeergabe sein, knallrot, wenn „Frolic" mit zwei Zentner künstlichem Farbstoff gefressen wurden)

Blutiger Kot ist immer ernst zu nehmen und erfordert auf jeden Fall einen Tierarztbesuch, er deutet auf schwere Erkrankungen wie Parovirose, Fremdkörper oder Embolien hin. Lehmgelb, hell und schlecht verdaut ist der Kot bei Gelbsucht und Leberkrankheiten.

Riecht Kot säuerlich, hat der Hund zu viele Kohlenhydrate gefressen, stinkt er faulig- schwefelig, liegt das am erhöhten Eiweißgehalt des Futters. Mäßige Pooh-Tätigkeiten sind bei Hunden noch im normalen Bereich, vermehrte Darmgas- Ausscheidungen entstehen vor allem bei zu viel Kohlenhydraten.

Sonst noch am oder im Kot zu finden sind Eiter, Schleim und spinnwebenförmige, hautfetzenartigen zarte Membranen (Kruppmembranen), die auf eine kruppöse Darmentzündung hinweisen, Schleimbatzen, die die abgestorbene Darmschleimhaut darstellen, Fremdköper, die von selbst ihren Weg nach draußen gefunden haben (Ringe, Münzen, Spielzeug), Sand, Steine oder auch Darmparasiten. Eingetrocknete Bandwurmglieder sehen aus wie Reiskörner, die man in der Afterumgebung an Haaren und im Körbchen kleben sieht. Legt man sie ins Wasser, nehmen sie wieder normale Gestalt an. Zum Kot selbst wäre noch anzumerken, dass ein riesiger Haufen im Falle einer Lebensmittelvergiftung nichts anderes als ein riesiger Haufen Bakterien ist.

IBD

Die IBD (Inflammatory Bowel Disease) ist eine entzündliche Darm-
erkrankung unbekannter Ursache. Wird die Darmschleimhaut durch Allergien und/oder Autoimmunreaktionen ständig gereizt, entstehen Entzündungen im Darm. Die Entzündungen entstehen schubweise, der Hund kann dabei schwer krank oder ganz gesund wirken. Oft bereitet der Halter den Weg, indem er alle Fleischsorten in der fälschlichen Annahme, dass der Hund Abwechslung beim Futter braucht, gibt. Nein, die braucht er nicht. Denn der Magen-Darmtrakt muss sich bei jedem geringsten Futterwechsel umstellen, er ist ein Gewohnheitstier. Er liebt regelmäßige Fütterungszeiten und gleiches Futter. Was er nicht mag, ist mal fettes Fleisch, mal mageres und immer verschiedene Kohlenhydratquellen und blähendes Gemüse dazu. Schon ist das Unheil angerichtet! Zudem führt dieses kunterbunte, abwechslungsreiche Fütterungsverhalten nicht nur zu Verdauungsproblemen, weil der Darm ständig überlastet wird, sondern man kann auch im Fall einer Futtermittelallergie nicht mehr auf ein Singleprotein, das der Darm noch nicht kennt, zurückgreifen.

Mach es dem Darm bitte einfach und bleibe bei der einen
Fleischsorte, die dein Hund verträgt. Er braucht keine Abwechslung.

Symptome:
Durchfall (gelegentlich oder immer wiederkehrend) mit und ohne
Schleim und/oder Blut
Erbrechen (gelegentlich oder immer wiederkehrend)
Gewichtsverlust
Darmgeräusche
Fressunlust
Bauchkrämpfe
Bauchschmerzen
Malabsorption
Übelriechende Blähungen
Bauchschmerzen
Dehydration
Darmgeschwüre
Charakterveränderungen (plötzliche Angst vorm Stiegen steigen,
Auto fahren, lauten Fliegen)
Allgemeine Schreckhaftigkeit und Ängstlichkeit (Gewitter, Lärm)
Stark erniedrigte Aggressionsschwelle (bedingt durch die starken
Schmerzen, wodurch der Cortisolspiegel stark erhöht ist)
Phobien (Ängste)
Veränderungen im Blutbild:
Anämie (Blutarmut)
Hypoproteinämie (bei schwerem Verlauf)
Vitamin B12-Mangel
Folsäuremangel
Reaktive Pankreatitis
Rücken und Gelenksschmerzen
Gebetsstellung
Aufgezogener, druckempfindlicher Bauch

Ursachen/Auslöser eines Schubs
Allergie oder Unverträglichkeit des Futters
Wetter
Stress (psychisch und physisch)
Überanstrengung
Parasiten
Konservierungsmittel im Fertigfutter
Rassespezifische Disposition beim Deutschen Schäferhund, Boxer,
Franz. Bulldogge, Setter
Gestörte Darmflora (Dysbakterie)

Die IBD ist eine diabolische Krankheit, sie kann jeden Hund jeden
Alters treffen, selbst wenn vorher viele Jahre lang keine Symptome
aufgetreten sind. Ist sie einmal da, ist sie gekommen, um zu bleiben;
der Hund muss lebenslänglich „seine" spezielle Diät fressen, die
herauszufinden weder einfach noch billig ist.

Man beschränke sich auf eine fettarme Eiweissquelle wie
Kaninchen, Pferd oder Schwein und mische, wenn man die
verträgliche Quelle endlich gefunden hat, niemals mit einer
anderen. Ein grober Schnitzer der meisten Hundehalter ist, den
Hund quer durch das Gemüsebeet zu füttern. Sie meinen es gut,
aber das bedeutet für hochsensible Hunde den Supergau. Mische
bitte auch niemals Trockenfutter mit Feuchtfutter, denn beides hat
unterschiedlich lange Verdauungszeiten.

Gib immer nur eine fettarme Fleischsorte, dazu Kohlenhydrate
(Kartoffelflocken) und Karottenbrei. Die Diät muss konsequent
eingehalten werden, die IBD verzeiht nicht den kleinsten Fehler.
Schon ein Keks reicht aus, um einen neuen Schub auszulösen.
Manchmal reicht schon zu kaltes Wasser oder ein Schluck aus dem
Tümpel oder Teich; ein Maul voll Schnee, die Aufnahme von Sand,
abgeschluckte Haare, ein Wetterwechsel, ein offener Koffer oder
eine Fliege, die durch den Raum fliegt.

Für IBD besonders anfällig sind weiße oder blonde Hunde wie Samojede, Labrador, Jack Russel, Dalmatiner, Australian Shepherd, Boxer und alle hellen Mischlinge.

Bösartig wie die IBD ist, kann man sie leicht mit einer Futtermittelunverträglichkeit, einem Reizmagen, einem Reizdarm, einer Pankreatitis oder einem Giardienbefall verwechseln.

Therapie:
Probiotika
Magenschutz
Diätfutter
Kolostrum
Kollagen
Heidelbeeren
Enzyme
Vitamin B-Komplex
Ruhe und Wärme
Schonung
Akupressur zur Stressminderung
Cerenia® oder Paspertin® gegen Erbrechen und Übelkeit

Colitis

Bei Colitis ist nur ein einzelner Darmabschnitt entzündet, nämlich das Colon, der Darmabschnitt, der vor dem Rectum liegt. Die Krankheit sitzt ziemlich weit hinten im Verdauungstrakt und heisst im Volksmund Dickdarmentzündung. Hauptsymptom ist das Ausscheiden von schleimig-blutigem Durchfall, oft verbunden mit schmerzhaften Bauchkrämpfen, Erbrechen, Gewichtsverlust und einem ausgeprägten Krankheitsgefühl

Symptome:

Durchfall mit erhöhter Frequenz, aber kleiner Kotmenge

Schmerzen beim Kotabsatz

Drängen auf Kot, aber es kommt keiner

Starke, übelrechende Blähungen

Aufgetriebener Bauch

Bauchschmerzen

Kotkonsistenz wechselt in einem Stuhlgang plötzlich von normal zu ganz weich

Schleim und/oder Blut im/auf dem Kot, zuerst nur in Spuren, dann im schnellen Verlauf nur noch blutiger Schleim

Erbrechen

Gewichtsverlust

Ausgeprägtes Krankheitsgefühl

Mattigkeit

Fieber

Therapie:

Probiotika

Magenschutz

Hochverdauliches Diätfutter

Kolostrum

Kollagen

Heidelbeeren

Enzyme

Vitamin B-Komplex

Ruhe und Wärme

Schonung

Akupressur zur Stressminderung

Cerenia® oder Paspertin® gegen Erbrechen und Übelkeit

Wie sieht der Kot deines Hundes aus? Kontrollierst du ihn täglich auf Form, Farbe, Auflagerungen und Konsistenz? Wichtig für einen Tierarztbesuch ist zu wissen: „Was hat wann wie begonnen und wie ist der Verlauf?" Hier ist Platz für deine Notizen:

Erkrankungen der Bauchspeicheldrüse

Akute und chronische Pankreatitis

Symptome der Bauchspeicheldrüsenentzündung (Pankreatitis):
Appetitlosigkeit
Erbrechen
Durchfall
Gewichtsverlust trotz gesteigertem Appetit
Fieber
Sehr starke Schmerzen im Vorderbauch
Erschöpfung, Mattigkeit, Lustlosigkeit
Dehydration (Flüssigkeitsdefizit) Hautfalte im Nacken bleibt stehen,
wenn man die Nackenhaut anhebt
Gelbe oder pappige Schleimhäute
Lethargie
Schmerzsymptome: Gebetsstellung, grundloses Bellen,
Pfotenlecken, Hecheln, große Pupillen, fehlender Spieltrieb, erhöhte
Aggression, Ruhelosigkeit
Ockerfarbener, weicher Kot

Bei mildem Verlauf kann eine akute Pankreatitis wieder ausheilen,
bei der chronischen Form nehmen die Organschäden im Laufe der
Zeit zu. In schweren Fällen kann die Entzündung sogar mit Diabetes
oder tödlichem Organversagen enden. Eine Pankreatitis bleibt
wegen der unspezifischen Symptome häufig unentdeckt.

Ursachen: Oft bleibt der Auslöser unklar.

Bei empfänglichen Tieren wird die Pankreatitis bereits durch eine
einzige fettreiche Mahlzeit provoziert! Das kann auch ein Butterkeks
sein.

Risikofaktoren:

Übergewicht
bestimmte Medikamente (Librela®, Tetrazyklin-Antibiotika)
Diabetes (Zuckerkrankheit)
Fettes Futter
Leberschäden
Stress
Gestörte Darmbarriere (Leaky gut)
Gestörtes Mikrobiom (Darmflora)
Schäden des Magen-Darm-Systems (Vergiftungen,
Nahrungsmittelunverträglichkeit, Allergie)
Rassedisposition (Boxer, Cavalier King Charles Spaniel, Cocker
Spaniel, Collies, Yorkshire Terrier)
Alter (ältere Hunde haben ein erhöhtes Risiko)

Durch die äußerst aggressiven Verdauungssäfte, die von einer entzündeten Bauchspeicheldrüse freigesetzt werden, wird zuerst das Drüsengewebe der Bauchspeicheldrüse zerstört, es verdaut sich selbst. Später werden auch der Bauchraum und innere Organe durch die freigesetzten Säfte angegriffen, es kann zu einer Bauchfellentzündung oder einer Blutvergiftung (Sepsis) kommen, die unbehandelt tödlich enden.

Milde Verläufe bleiben häufig unentdeckt, werden somit nicht therapiert und können sich zu einer chronischen Form entwickeln. Aus einer chronischen Entzündung kann jederzeit wieder eine akute werden. Die Diagnose wird im Ultraschall und im Blutbild gesichert.

Hunde mit akuter Pankreatitis sind fast immer stationäre Intensivpatienten, auf deren Therapie hier nicht eingegangen werden kann.

Oftmals ist bei einer Pankreatitis außer Lipase und Amylase auch das Leberenzym ALT erhöht, da die Leber ebenfalls durch die hochgradig entzündlichen Prozesse mitbetroffen ist. Ist die Canine Prankreaslipase stark erhöht, so deutet das stark auf einen entzündlichen Prozess im Pankreas hin. Der Wert kann aber auch ohne akute Entzündung erhöht sein, daher ist die Diagnose ohne Ultraschall oft nicht aussagekräftig.

Therapie:
Fettarmes Fleisch
Kleine, häufige Mahlzeiten
Flüssigkeitszufuhr, am besten lauwarmer Käsepappeltee
Schmerzmittel (Novalgin® 10-20m/kg Körpergewicht)
CBD-Öl
Mariendistel (wenn die Leberwerte hoch sind und/oder die Schleimhäute gelb)
Probiotika
Propolis
Kollagen
Kolostrum

Ein Hund, der einmal eine Pankreatitis hatte, muss lebenslänglich fettarme Diät erhalten!

Der Fettgehalt im normalen Hundefutter ist ausreichend, um wieder eine akute Bauchspeicheldrüsenentzündung hervorzurufen. Besonders fett sind Schaf- und Ziegenfleisch, beide sind für eine Pankreasdiät ungeeignet.

Bei einer chronischen Pankreatitis werden Verdauungsenzyme nicht mehr in ausreichender Menge produziert, sodass die Nahrung nicht mehr aufgespalten werden kann. Die in der Nahrung enthaltenen

Nährstoffe sind nicht mehr verwertbar und der Hund verhungert bei vollem Napf.

Therapie:
Dauerhafte Supplementierung der fehlenden Pankreas-Enzyme (zB. Kreon) zu jeder Mahlzeit
Lebenslänglich fettarme Diät
Vier bis fünf kleine Mahlzeiten
Keine Diätfehler

Hatte dein Hund schon eine Pankreatitis und wie wurde er therapiert? Hier ist Platz für deine Notizen:

Leber und Galle

In der Leber wird Gallenflüssigkeit gebildet, durch die die Fettverdauung ermöglicht wird. Ohne Emulgierung der Nahrungsfette sind die Fetttropfen nicht klein genug, um für die Enzyme der Bauchspeicheldrüse erreichbar zu sein.
Ohne Galle kann Fett nicht verdaut werden. Beim Hund wird die Gallenflüssigkeit in der Gallenblase gespeichert, was elementar für das Verdauen großer Futtermengen ist und weil der Hundekörper Gallensaft nur sehr kompliziert herstellen kann. Nachteilig ist, dass durch die Speicherung der Gallenflüssigkeit Gries oder Gallensludge entstehen kann. Vor allem ältere, leberkranke und übergewichtige Hunde sind häufig von Gallensteinleiden betroffen. Gallensludge ist die Vorstufe von Gallensteinen und wird meist durch einen Zufallsbefund bei einem Bauchultraschall oder einem Harntest entdeckt. Oft sind diese Hunde symptomlos.

Therapie:
Ursufalk®-Tabletten (Ursodesoxycholsäure) über drei Monate, dann Kontrollultraschall

Erkrankt die Leber, ist die Produktion der Gallenflüssigkeiten gestört und die Entgiftung funktioniert nicht mehr.
Kommt es zu einem Rückstau der Galle, werden Leberzellen geschädigt. Ist der Ausführungsgang der Gallenblase durch sehr viel Sludge oder Steine verstopft, entsteht eine sehr schmerzhafte Gallenkolik.

Symptome:
Sehr starke Bauchschmerzen
hellgelber Kot
Blähbauch
Übelkeit, Erbrechen

Eine Lebererkrankung mit Gallenstau verläuft milder, wenn zusätzlich zu der Lebererkrankung noch eine Darmentzündung vorliegt. Ist der Darm entzündet, produziert die Leber weniger Gallensäuren. Die Leber, die größte Drüse des Körpers, ist im Gegensatz zur Bauchspeicheldrüse keineswegs eine Prinzessin. Die Leber ist wirklich lange hart im Nehmen, obwohl sie als Entgiftungszentrale jedes Säugetieres täglich schwer arbeiten muss. Oft bekommst du von allen Seiten erzählt, du sollst deine Vergiftungszentrale „entgiften". Das ist so, als würdest du einer sich gerade häutenden Schlange deine Hilfe beim Häuten anbieten.

Man kann die Leber nicht entgiften.
Man kann auch den Darm nicht entgiften.

Beide Organe haben die fabelhafte Fähigkeit, schädliche Stoffe dank ihrer einzigartigen Zellstruktur von ganz alleine auszuscheiden. Die Betonung liegt dabei auf ganz alleine! Sie brauchen dabei keinerlei Hilfe.

Leberzellen verhalten sich von Natur aus lange unauffällig, auch wenn man sie schädigt. Ihre Marker im Blut machen sich erst bemerkbar, wenn der Hut so richtig brennt.

Die Werte der Leberenzyme AST/GOT oder ALT/GPT, GLDH, Gamma-GT oder AP klettern dann in schwindelerregende Höhen. Ist auch gleichzeitig der CRP-Wert erhöht, deutet das auf eine Leberentzündung hin. Die Folge einer massiven Leberzellzerstörung äußert sich als Nekrose, Fettleber, Gelbsucht, Gerinnungsstörungen, Epilepsie oder diversen Funktionsstörungen des Organismus.

Ganz zum Schluss kann die Leber ihrer Funktion, den Körper zu entgiften, nicht mehr nachkommen. Allerdings ist sie eine Meisterin der Reparatur. Genau dabei kannst du sie unterstützen!

Geschädigte Leberzellen können nachwachsen, die Leber hat ein Regenerationspotential von ungefähr 80 Prozent.

Die Ursachen für Leberschäden beim Hund sind so vielfältig wie die damit verbundenen Krankheitsbilder:

Kupferspeicherkrankheit oder portosystemischer Shunt (angeboren)

Rassedisposition (Labrador, Dobermann, Bedlington Terrier)

Leberfibrose (Ersatz der Leberläppchen durch Bindegwebe)

Hepatitis (Leberentzündung)

Tumore

Metastasen

Schädigungen durch akute Vergiftungen oder bestimmte Medikamentengabe (Impfschäden, Librela, Antibiotika)

Fettleber (Übergewicht)

Die Leber ist aber nicht nur Entgiftungszentrale, sie ist auch zuständig für den Fettstoffwechsel, den Zuckerstoffwechsel, den Eiweißstoffwechsel sowie für die Blutgerinnung.

Typische Symptome einer Leberkrankheit:

Müdigkeit, Fieber, Fressunlust

Durchfall, Erbrechen

Gewichtsverlust

Vergrößerung des Bauchumfanges

Gelbsucht

Erhöhte Blutungsneigung

Die Wiederherstellung der Lebergesundheit beginnt mit dem Abstellen der Ursache. Das ist nicht immer einfach, denn man muss die Ursache kennen, um sie zu beseitigen. Dann kann man damit beginnen, die Leberzellen bei ihrer Regeneration und Neubildung zu unterstützen.

Die Mariendistel, als Heilmittel schon in der Antike bekannt, wo sie gegen Schlangenbisse und zur „Gallenabfuhr" eingesetzt wurde, wird auch heute noch durch ihren Wirkstoffkomplex Silymarin (bzw. dessen Hauptwirkstoff Silibinin) als Leberschutz verwendet. Der Schutz der Leberzellen (Hepatozyten) wird fälschlicherweise als „Entgiftung" der Leber bezeichnet. Die Schutzwirkung wird auf die Flavonoide zurückgeführt, die antientzündliche und antifibrotische Wirkung haben.

Silymarin hemmt Entzündungen, fördert die Regeneration der Leberzellen, verhindert deren Narbenbildung, schützt die Leber und stärkt die Abwehrkräfte, indem es freie Radikale reduziert und regt den Gallefluss an, was die Fettverdauung sowie die Ausscheidung von Giftstoffen, die an Gallensalze gebunden werden, erleichtert.

Mariendistelpräparate gibt man am besten vor einer Mahlzeit ein, damit die Wirkstoffe nicht von der Magensäure angegriffen werden.

Therapie:

Die regelmäßige Einnahme von Mariendistel und SAMe (S-Adenosyl-L-Methionin) vor einer Mahlzeit hilft den Leberzellen sich zu regenerieren
Vermehrte Flüssigkeitszufuhr (Animation zum Trinken, Verwässerung des Futters)
Ursodesoxycholsäure (Ursofalk®) bei Gallenstau, Gallensludge oder Gallensteinen
Leberdiät (fettfreie Nahrung mit vermehrtem Kohlenhydratanteil)
Kolostrum
Kollagen

Zusammenfassung

Eine Zusammenfassung?
Wozu noch eine Zusammenfassung?
Weil man das Naheliegende oft übersieht.
Hast du es bemerkt?

Die Therapie von Magen, Darm, Bauchspeicheldrüse und Leber
verläuft bis auf klitzekleine Abweichungen völlig gleich.
Alles ist mit allem verbunden.
Die Medikamente, Vitamine, Zusatzstoffe und
Nahrungsergänzungsmittel sind bei Mensch und Hund ziemlich
ähnlich.
Der Therapieverlauf bis zur Genesung dauert bei Mensch und Hund
gleich lang, weil beide Säugetiere sind.

Vielleicht werden einige nun endlich verstehen, dass der völlig
unpassende Vergleich des Hundes mit dem Wolf keine Berechtigung
hat. Weder bei der Haltung noch bei der Heilung unseres besten
Freundes!

Der Hundedarm braucht genau wie der Menschendarm Ruhe,
Wärme und Schonung, er reagiert auf Stress massiv gereizt und dem
Hund liegt genau wie dem Menschen „etwas im Magen" – nämlich
die pure Unwissenheit unserer Spezies in Bezug auf Ernährung,
Erziehung, Körpersprache und Bedürfnisse des Hundes.
Der Darm wird zerstört durch Kauknochen, Hirschgeweihe und
Hasenohren, minderwertiges Fertigfutter, rohes aufgetautes Fleisch,
andauernden Futterwechsel und durch die Zusätze von Kräutern,
Gemüsen, Ölen, Fetten und Mineralstoffen in Überdosis.

Ich wiederhole mich, du hast völlig recht.
Aber je öfter man etwas hört, desto besser merkt man es sich, das macht sich auch die Werbung zunutze.

Wir wagen es, den Hund beim Fressen zu stören und erwarten, dass er sich sein Futter kommentarlos wegnehmen lässt. Wer kam auf diese abstruse Idee, den Hund nur aus einem Futterbeutel zu füttern und erst, nachdem er ein Kommando ausführte?
Wer hat erfunden, dass sich der Hund, wenn er beim gebrüllten „Hier" hergekommen ist, auch noch hinsetzen muss, bevor es ein Lob gibt?

Der Hund ist ein Freund, einer, der es immer ehrlich meint, der nichts vortäuscht, nichts verheimlicht, dich und mich nie verrät. Menschen sind keine Freunde. Bei den meisten Menschen müssen Hunde Befehle ausführen, sonst gibt es nichts zu essen oder keine Belohnung, nicht mal ein nettes Wort.
Säugetiere mit dem Verstand drei -bis vierjähriger Kinder werden gnadenlos unterworfen, getreten, geschlagen, gewürgt, drangsaliert und schikaniert und man benutzt dazu unlautere Mittel und tierschutzwidrige Gegenstände. Ohne Leine und Halsband wären wir Menschen völlig machtlos und der Hund bei der nächstbesten Gelegenheit auf und davon. Wir sind eine durch und durch bösartige Spezies, und vor allem sind wir der Freundschaft und Liebe unserer Hunde nicht würdig.

Mach es bitte besser.

Wenn du jemanden siehst, der es falsch macht, schau niemals weg.

Schlusswort

Es gibt eine Studie, die das Wohlbefinden von Eltern nach der Geburt ihrer Kinder untersuchte. Wenig verwunderlich, stellte sich heraus, dass Eltern das Ausmaß ihres Wohlbefindens vor der Geburt der Kinder erst wieder nach deren Auszug erreichen. Man nennt es „Paradoxe Glücksgefühle", wenn Eltern, obwohl all die Herausforderungen im Alltag mit Kindern zu vielen negativen Emotionen führen, diese trotzdem positiv bewertet.

Genauso ist es auch beim Hund. Der Alltag mit einem chronisch kranken Tier ist so anstrengend, erschöpfend und zermürbend wie die Pflege eines kranken menschlichen Familienmitglieds. Während man aber eher bereit ist den menschlichen Patienten in die Obhut pflegender Hände zu geben, ist dies beim Hundekind nicht nur unmöglich, sondern man will es auch gar nicht. Ich würde es nicht wollen, denn ich vertraue nur mir, wenn es um das Wohlergehen und die Gesundheit meines geliebten vierbeinigen Freundes geht, du weißt ja, ich bin ein helikoptender Kontrollfreak! Ob du es willst, weiß ich nicht, aber ich denke, wenn dir jemand so wichtig ist, dass du dafür freiwillig deine Gesundheit, deine Freiheit, deine gesamte Verwandtschaft, deine Freunde, deine Zeit, dein Geld, dein weiches Bett und deinen gesunden Schlaf opferst, dann vertraust du ihn keinem anderen Menschen gerne an.

Das menschliche Wohlbefinden und die Gesundheit steht und fällt bei fürsorglichen Hundeeltern (damit meine ich dich und mich und die anderen, die immer 150 Prozent geben) mit der Gesundheit des tierischen Partners. Geht es dem Hund gut, geht es auch dem Menschen gut. Geht es dem Hund schlecht, fühlt man sich machtlos, hilflos und der Situation ausgeliefert. Auch, oder sogar ganz besonders, als Tierarzt. Mein Was-wäre-wenn?-Karussell dreht sich ohne Unterlass und ich bin mir nie sicher, ob ich auch wirklich mein Bestes gegeben habe. Hätte ich nicht noch mehr geben können, hätte ich nicht manchmal geduldiger sein können? Habe ich wirklich alles richtig gemacht, indem ich meine Kleine so unter die Käseglocke gesetzt habe, nur damit ihr nichts passiert? Habe ich sie glücklich genug gemacht? Das Karussell bleibt niemals stehen und ich weiß, ich kann die Zeit weder zurückdrehen, um Felicitas acht beschissene Jahre vor uns auszuradieren, noch kann ich sie anhalten oder verlängern. Die Lebensuhr unserer Hunde tickt schnell und Felis Zeit geht dem Ende zu. Ich weiß das, aber ich will es nicht sehen. Ich bin nun fast sechs Jahre an ihrer Seite und jeden einzelnen Tag vor Sorge um sie fast gestorben. Wie kann ich es ertragen, eines Tages ohne ihren Liebreiz, ihre Sanftheit und ihren Mut zurückzubleiben, wie kann ich jemals ohne sie weiterleben? Mit ihr wird meine Sonne untergehen. Aber noch ist sie da, noch sind wir ein Team. Auch wenn ein Teil des Teams bereits auf dem Oberkiefer geht.

Nutze die Zeit, Mensch, die dir mit deinem Hund bleibt. Die Zeit kennt kein Erbarmen, sie rast dahin und eines Tages wirst du jedes böse Wort bereuen, jedes „später" und jedes „jetzt nicht" - aber dann ist es zu spät.

Das Ausmaß des Wohlbefindens eines Hundehalters wird, genau wie bei einem menschlichen Kind, erst wieder nach dem Dahinscheiden des Hundes erreicht. (Nachdem Hunde für gewöhnlich nicht in der Pubertät das Elternhaus verlassen). Davor gibt es bei chronisch kranken Tieren lange harte zermürbende Wochen, Monate und Jahre des gemeinsamen Dahinsiechens, des Mitleidens, auch wenn einem hundert Coaches und Psychotherapeuten weismachen wollen, man solle nicht mitleiden, sondern nur mitfühlen. Man leidet immer mit, wenn man seinen

Hund aufrichtig und von Herzen liebt. Das kann man nicht ändern, auch nicht beim fünften Hund.

Der Zustand verändert, macht einen fertig. Man wird zum schlaflosen, unhöflichen, ständig gereizten Zombie, der flucht, andere anschreit, sich selbst hasst und manchmal auch den Hund, um sich dafür Minuten später selbst noch mehr zu hassen. Man könnte es Selbstgeisselung nennen. Man kann nicht mehr links und rechts schauen und an sehr dunklen Tagen all das Schöne in der Welt nicht mehr erkennen. Man hat sich selbst längst vergessen, aufgegeben, ist sich nicht mehr wichtig, hat sich irgendwo am Wegesrand verloren, existiert nicht mehr zwischen Karotten pürieren, Kartoffelbrei zermatschen, Pampe wärmen und in Miniportionen acht Mal täglich und einmal nachts zu füttern, Tabletten in Leberwurst zu verstecken, ausgespuckte Tabletten vom Teppich zu kratzen, tausend Tellerchen und Schälchen abzuwaschen, Magenschutz zu köcheln, Haut abzutupfen, Pipi vom Boden und Fell wegzuwischen, „Nicht kratzen!" zu schreien, Hustensaft einzugeben, den Herzschlag zu überwachen, die Atemfrequenz zu zählen, die Farbe von Weewee und Poopoo zu bestimmen, den Hund zum Teertrinken zu animieren, Tabletten und Flüssigkeiten einzugeben, seinen Po und oder seine Pipibox zu waschen und zu cremen, Teststreifen in grausliche Körperflüssigkeiten zu tauchen, die nasse Schnauze von Futterresten zu befreien, Pfoten zu trocknen und Böden, Autos oder Teppiche zu saugen oder zu entsorgen. Dieses Leben ist ein teurer, rein vegetativer Zustand, in dem man seine Pflicht als Futtereinkäufer und Krankenpfleger manchmal murrend, manchmal weinend erfüllt, mehr gibt es nicht. Froh macht das nicht immer. Die kleinen Wunder dazwischen währen meist nicht lange. Man hält den Hund vom Grasfressen ab, läuft ihm mit einem Gefäß hinterher, damit man wahlweise gelbes oder schaumiges Erbrochenes rechtzeitig vor dem Eintreffen auf teuren Sofamöbeln abfangen kann (was so gut wie nie gelingt), wacht mit rasendem Puls beim kleinsten Bauchgurgeln auf, springt hoch, um zu sehen, ob der Hund noch atmet, hat längst selbst keinen Appetit mehr und die Krankheit des Freundes dominiert alles, nimmt alles, fordert alles und gibt nichts. Es ist keine Herausforderung, es ist ein Albtraum, aus dem es kein schnelles Erwachen gibt. Und dann ist da noch der Neid auf die anderen gesunden Hunde.

Und dennoch ist man unendlich dankbar für jede Minute, wenn man in die Augen seines Hundes schaut. Er lebt. Er atmet noch. Vielleicht wird doch alles wieder gut. Man wünscht sich nichts mehr als das. Und dann macht man weiter. Von Stunde zu Stunde, von Tag zu Tag.

Die Frau am Anfang dieses Buches hatte völlig recht. Entweder überleben beide, oder beide sterben. In den meisten Fällen stirbt am Ende nur der Hund. Aber in Wahrheit stirbt auch immer ein Teil des Hundehalters mit. Erst nach einer sehr langen Trauerphase wird das Wohlbefinden wieder das, was es einmal war. Und obwohl man sich tausendmal „Nie wieder!" geschworen hat, ist da immer wieder der Moment, wo man nicht mehr länger ohne Hund sein kann.

So schließt sich der Kreis des Lebens und endet mit einer kleinen, wahren Begebenheit. Felicita und ich trippelten gerade in Zeitlupe die Straße entlang, weil wir beide bereits steinalt (ich wegen ihr) und marode sind, als wir ihn in der Ferne sahen. Mein schönes Mädchen blieb stehen und guckte neugierig in Richtung des jungen Mannes, der verkehrt herum den kleinen Hang neben unserem Wäldchen herunterkam, er ging mit dem Rücken zu uns bergab und schaute die ganze Zeit in den breiten Kinderwagen hinter sich, aus dem lautes Zwillingsgebrüll kam. Beeindruckend, wenn du mich fragst! An schlechten Tagen schleppe ich mich schon alleine geradeaus den nicht besonders steilen Hang nach oben oder unten, aber verkehrt herum mit zwei menschlichen Sirenen an Bord eines überdimensionalen Kinderwagens ist definitiv eine dieser Herausforderungen, die ich in diesem Leben ganz sicher auslasse. Kindergeschrei! Sowas bringt meine Ohren zum Bluten, ist aber für meine, für diese Welt viel zu gute Hündin, die sofortige Aufforderung zur Hilfestellung. In ihrem goldenen Herzen ist sie in erster Linie Mutter und Beschützerin allen Lebens, gefolgt von Kindergärtnerin und Gourmet.

Felicita blieb solange wie einbetoniert stehen, bis der Mann mitsamt seinem lauten Kinderwagen endlich bei uns ankam. Dann versuchte sie zu helfen, indem sie in Richtung Kinderwagen guckte und zwar so intensiv, bis ich ihr versicherte, dass mit den Babys alles in Ordnung sei. Erst dann war sie beruhigt und bereit, weiter zu trippeln. Samojeden, die den Inuit als Schlittenhunde, Beschützer vor Wölfen und Bären sowie zur Rentierhütung dienten, wärmten nicht nur das Herz, sondern vor allem auch die menschlichen Lagerstätten. Wenn du jemals deine Hände in das weiche Fell eines Samojeden gesteckt hast, wirst du dieses Wohlgefühl und die Wärme niemals vergessen. Geruchlos und flauschig wie Babyalpakawolle, so fühlt es sich an. Samojeden sind Familienhunde und hatten von Anbeginn an die Mission, nicht nur Rentiere, sondern vor allem die kleinen Kinder ihrer Menschen zu behüten. Das tun sie auch heute noch und nehmen ihre Aufgabe sehr ernst.
Die Babys im Wagen legten eine kleine Schreipause ein und der Mann (und ich) atmete erleichtert auf. Er tat, was alle tun, denen wir begegnen und das, was auch du, liebe Leserin, werter Leser, garantiert tun würdest: er vergrub seine kalten Hände in Felicitas weichem Einhornflausch und seine Anspannung ließ augenblicklich nach. Dann wandte er sich mir zu und sagte „Ehrlich, ich liebe meine Kinder. Aber keiner von meinen Freunden hat mir gesagt, wie schrecklich es werden wird! Dabei habe ich wirklich viele Freunde

und Bekannte, die kleine Kinder haben! Und trotzdem hat mich keiner vor dem Wahnsinn mit Kindern gewarnt."

Ich lachte laut los, denn damit hatte ich nun wirklich nicht gerechnet.

„Genauso ist es mit Hunden! Keinen Millimeter besser!", sagte ich.

Es tut so gut, verstanden zu werden. Die meisten Menschen haben nach außen hin alles stets fest im Griff: Menschenkinder, Hundekinder, Vollzeitjob, Hobbies, Urlaub, Küche, Kohle und Karriere. Dass es eine mörderische Energie kostet den vier- oder zweibeinigen Balg bei Laune und guter Gesundheit zu halten, erwähnt keiner.

Was hilft dir, wenn dich scheinbar keiner mehr versteht?

Erinnerst du dich noch an meine Worte? Wenn du dich alleine und verloren fühlst, kein Baum in der Nähe ist, den du umarmen könntest und keine Schulter da zum Anlehnen, dann nimm jetzt meine. Lehn dich an.

Ich weiß genau, wie du dich fühlst.

Lehn dich an. Lehn dich fest an!

Atme ein, atme tief aus und wieder ein und warte, bis du dich beruhigt hast. Konzentriere dich ganz auf deine Atmung.

Atme durch die Nase ein und zähle dabei bis 4.
Halte die Luft an und zähle bis 7.
Dann atme tief durch den Mund aus und zähle bis 8.
Schon lässt die Panik nach.

Alles wird gut. Ich glaube an dich. Du schaffst das!

Man stellt sich das Zusammenleben mit Hund immer wunderbar vor und das ändert sich selbst dann nicht, wenn man schon einige Hunde hatte. Jedes Mal nach langer, schrecklicher Trauerarbeit und dem Verlust des geliebten Freundes war ich irgendwann doch wieder bereit für einen neuen Gefährten. Weil ein Leben ohne Hund grausam und kalt ist. Ich habe immer noch diese wildromantische Vorstellung von gemeinsamen Abenteuern, Reisen, Ausflügen, inspirierenden Hundehalterbegegnungen, kuscheligen Stunden auf dem Chesterfield Sofa, geteilten Wurstbroten und doppeltem Glück. Dann zog der neue Hund ein. Und es war immer alles anders und von wildromantisch weit entfernt. Wild war es, das ja. Es war auch teuer, zeit- und nervenraubend. Ich frug mich insgesamt fünf Mal, wie ich bloß so dämlich sein konnte mein wiedergewonnenes, altes, freies, wunderbares Leben von einer Sekunde auf die andere für einen Hund aufzugeben.

Es ist bloß ein Hund, sagten sie! Tu es nicht! Tu es nie wieder! Wie konntest du nur! Und wie kannst du nur schon wieder?

Für die anderen ist es nur ein Hund.
Für mich war es und wird es immer sein: ein Freund.
Eine ganz große Liebe, die ich nie missen möchte.
Die einzig echte, reine und wahre Liebe.
Die Liebe, die mir ein Mensch niemals geben kann.

An weniger sonnigen Tagen sehe ich manchmal Kleinen Wolf hoch vom Nordpol herunterlachen, wenn ich unten verzweifelt mit den Füßen stampfe und versuche, Felicita am Leben zu erhalten und sie mit aller Macht zu beschützen.
„Siehst du, Papa?", sagt er dann und grinst über beide spitzen Ohren, „Erkennst du jetzt endlich, wie ich mich täglich anstrengen musste, um dich zu beschützen? Verstehst du, was ich für eine Arbeit mit dir hatte in unseren gemeinsamen acht wunderbaren, höllischen Jahren?"
„Ach mein Kleiner, verzeih mir bitte, vergib mir all meine Fehler! Jetzt erst verstehe ich, denn ich bin nur ein dummer Mensch. Ich vermisse dich, mein Bodyguard, mein Alles.", sage ich dann.

Er schenkt mir sein schönstes Wuhooooooo und ein kleines lautes Groaaaaggrrrr, bevor er sich zu diesem grauschwarzen Wolfskringel zusammenrollt, das ich so schmerzlich liebte.

„Ich warte auf dich, Papa. Danke für alles."

„Bitte bleib doch noch, mein Liebling!", rufe ich, doch er schläft schon wieder.

Liebe Leserin, lieber Leser, ich danke dir für deine Aufmerksamkeit, und ich hoffe, dass ich dir und deinem Hund in irgendeiner Weise mit meinen Worten helfen konnte. Und sei es nur dadurch, dass du jetzt weißt: du bist nicht allein.

Du hast dein Bestes gegeben mit dem Wissen, das dir zur Verfügung stand. Vergiss all die „Was wäre, wenn" und all die „Hätte ich doch", die dich quälen. Sei gnädig zu dir, auch wenn du es manchmal total verkackt hast.

Geht es dir besser? Lass es mich wissen!
Friede und ein langes Leben wünscht dir von Herzen

Bela

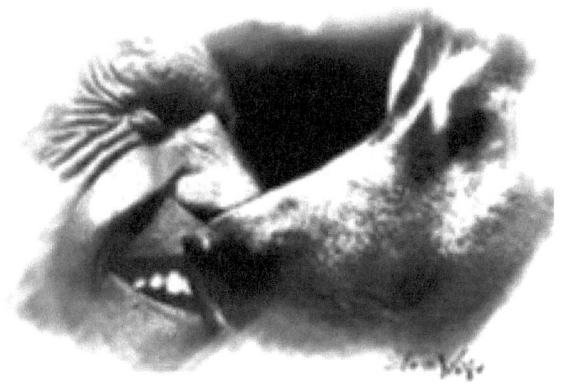

Bela Ferenz Wolf lebt als Journalist, Autor und Kolumnist in Wien.

Vom Autor bereits veröffentlicht:

„Tipps vom Hundedoktor"
„Ist Ihr Hund hochsensibel?"
„Du bist nicht der Rudelführer"
„Tipps vom Katzendoktor"
„Hinterm Horizont geht's weiter"
„Zen oder die Kunst, einen Höllenhund zu zähmen"
„In meinem Magen liegt ein kalter Apfel"
„Verliebt in einen Balkanboy"
„Hunde würden Wurstsemmeln kaufen"
„Alltagsgeschichten von Fräulein Wolf"
„Alltagsgeschichten vom kleinen Wolf"

Alle Infos zum Autor unter: www.tierarzt-wien.com

E-Mail: office@tierarzt-wien.com

Platz für deine Notizen:

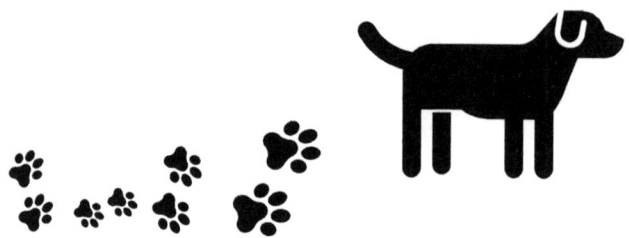